Vart tog äldreomsorgen vägen?

EN NÖDVÄNDIG FRÅGESTÄLLNING

Vart tog äldreomsorgen vägen?

EN NÖDVÄNDIG FRÅGESTÄLLNING

Ramón Pérez Cortés

2025

Publication
Swedcura AB
swedcura.se

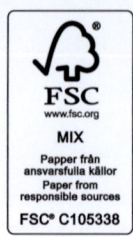

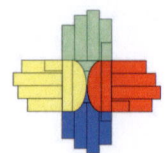

När jag ställde frågan "Vart tog äldreomsorgen vägen?" var det aldrig en retorisk fråga. Det är en fråga som har följt mig i åratal, genom samtal med undersköterskor, vårdbiträden, chefer och anhöriga – de som varje dag ser och upplever hur äldreomsorgen förändrats, men inte till det bättre. Jag har sett en verksamhet som successivt fjärmat sig från sitt ursprungliga syfte och där de människor som faktiskt utför omsorgen allt oftare tvingas arbeta under villkor som omöjliggör deras arbete. Jag har sett hur ekonomiska ramar har fått större betydelse än omsorgens innehåll, hur yrkescentrism har skapat maktförskjutningar som förminskat undersköterskans roll, och hur bemanningsmodeller reducerat omsorg till siffror i en budget. Jag har hört personal beskriva hur deras

Varför denna bok?

arbete inte längre handlar om att finnas där för de äldre, utan om att hinna med, att klara av, att överleva en arbetsdag där tiden aldrig räcker till.

Den här boken är min uppgörelse med en äldreomsorg som gått vilse. Jag har skrivit den utifrån de erfarenheter och insikter jag har samlat under årtionden, men också utifrån en frustration över att vi fortsätter att tala om äldreomsorgen i termer av effektivitet och ekonomiska kalkyler snarare än utifrån dess faktiska uppdrag: att skapa trygghet, mening och livskvalitet för äldre människor. Jag har velat sätta ord på det många av oss redan vet, men som alltför sällan sägs rakt ut – att äldreomsorgen inte längre fungerar så som den borde.

Ett av de mest akuta problemen jag diskuterar i boken är ekonomins dominans över omsorgen. Istället för att utgå från behoven har äldreomsorgen blivit en verksamhet där budgetarna dikterar villkoren, där omsorgschefer gång på gång tvingas fatta beslut där inget alternativ är bra, och där personalen varje dag känner att de slits mellan krav och resurser som inte går ihop. Omsorg kan inte reduceras till ekonomiska formler, men det är exakt det vi har gjort.

Jag lyfter också förskjutningen från omsorg till vård, där äldreomsorgen alltmer formats efter sjukvårdens logik. Det här är en av de mest skadliga förändringarna jag har sett. Omsorg och vård är inte samma sak. När vi låter äldreomsorgen styras av vårdens mätmetoder och hierarkier försvinner den existentiella och sociala dimensionen, den del av omsorgen som faktiskt gör att människor känner sig trygga och sedda. Undersköterskor och vårdbiträden, som har den dagliga kontakten med de äldre, har pressats in i roller där deras relationella kompetens ignoreras till förmån för mätbara insatser som medicinering och vårddokumentation. Jag ser hur detta skapar en äldreomsorg där de äldres behov av mänsklig närvaro får stå tillbaka till förmån för en mekaniserad vårdapparat.

Ett annat problem jag tar upp är yrkescentrismen och maktförskjutningen inom äldreomsorgen. Jag har sett hur makten förflyttats bort från de som faktiskt arbetar med omsorgen, till de som har tolkningsföreträde inom vården. Sjuksköterskor, läkare och administratörer har tagit över strukturerna, medan undersköterskor och vårdbiträden har fått allt mindre att säga till om, trots att det är de som bäst förstår de äldre och deras behov. När de som arbetar närmast de äldre inte längre har inflytande över hur omsorgen ska bedrivas, förlorar vi den yrkeskunskap som borde vara vägledande för hela verksamheten.

Jag diskuterar också bemanningsmodeller och kvotering, där personalfördelningen numera baseras på ekonomiska riktlinjer snarare än på de äldres individuella behov. Jag har sett hur omsorg reduceras till tidssatta uppgifter där minsta moment ska dokumenteras och mätas, men där det inte finns utrymme för det oförutsedda, det mänskliga, det som inte kan registreras i ett journalsystem. Personalen jag mött beskriver hur de tvingas välja mellan att skynda sig vidare eller att stanna kvar och lyssna, och det valet är sällan fritt – det styrs av scheman och ramar som inte tar hänsyn till vad omsorg faktiskt innebär.

I boken lyfter jag även den existentiella omsorgens marginalisering. Jag ser hur äldreomsorgen har blivit en plats där livet pausas, snarare än en plats där man fortsätter att leva. Vi talar ofta om livets slutskede som en tid då människor har rätt att möta döden på ett värdigt sätt, men vi missar att äldreomsorgen ska handla om livet – om att fortsätta ha sociala relationer, om att känna mening och sammanhang, om att vara en del av något större. Men det som inte kan mätas har fått mindre utrymme i en äldreomsorg där varje minut måste kunna motiveras ekonomiskt.

I bokens avslutning formulerar jag en vision för framtidens äldreomsorg, en vision där vi slutar se äldreomsorg som en förvaring och istället ser den som en självklar del av ett demokratiskt samhälle. Jag argumenterar för att vi behöver en total omdaning, både strukturellt och konceptionellt. Vi måste förändra finansieringen så att budgetarna utgår från verkliga behov och inte från generella besparingskrav. Vi måste förändra styrningen så att undersköterskor och vårdbiträden får tillbaka sin yrkesstatus och sitt inflytande. Vi måste se äldreomsorgen som en del av samhällets värdegrund, där omsorgens uppgift är att skapa livskvalitet, inte bara att upprätthålla en basnivå av vård.

Vart tog äldreomsorgen vägen? är inte en bok som nöjer sig med att identifiera problemen. Den handlar också om vad vi måste göra för att ta oss ur den återvändsgränd vi har hamnat i. För jag tror att vi kan förändra äldreomsorgen. Vi har yrkeskunskapen, vi har engagemanget, och vi har en verklighet som gör det omöjligt att fortsätta på samma väg som idag. Frågan är bara om vi har modet att göra det som krävs.

Innehåll

Vart tog äldreomsorgen vägen? 141

"Ett samhälle som inte bryr sig om sina äldre, som marginaliserar dem och fråntar dem deras värdighet, är ett samhälle i fara. Det förnekar sin egen framtid, eftersom ålderdomen är något vi alla går mot."

Simone de Beauvoirs *La Vieillesse* (*The Coming of Age,* 1970)

I hela Sverige möter vi bemanningsfrågan som en av äldre-
omsorgens största utmaningar, och medan Socialstyrelsen
och SKR varnar för ett växande personalunderskott de
kommande åren, ser vi samtidigt en drastisk nedskärning av be-
manningen till så låga nivåer att det inte längre går att tala om äld-
reomsorg – utan att påminnas om det vi en gång lämnade bakom
oss: förvaring. Klimatet inom verksamheterna har blivit så infekte-
rat att det räcker med denna korta inledning för att stämplas som
revolutionär eller kritiker. Situationen på många äldreboenden är
sorglig och ovärdig, och bemanningskvoterna, en gång utformade
för att garantera omsorg för äldre med demens, har sedan länge
kastats i papperskorgen. Vittnesmål från vårdbiträden och under-
sköterskor berättar om en verklighet där omsorg har blivit en illu-
sion – det vi idag kallar äldreomsorg är i själva verket något annat.

Jag påbörjade denna skrift med ambitionen att prata om lös-
ningar, om strategier som kunde ge oss – vi som arbetar inom äld-
reomsorgen – en horisontlinje att hålla blicken mot. En väg framåt,
bort från fastlåsningen i negativa resonemang som inte leder oss
någonstans. Men jag insåg snart att mycket av det jag skrev inte
längre är relevant för den verklighet vi befinner oss i. Vi kan utfor-
ma de mest genomtänkta genomförandeplanerna, skapa de bästa
verksamhetsplanerna och bära världens starkaste ambitioner, men
inget av detta spelar någon roll när äldreomsorgen befinner sig i
kris. Vi har en ledning som inte tycks förstå allvaret i de beslut som
fattas. Vi lever i en tid där skillnaden mellan vård och omsorg sud-
dats ut, trots att lagstiftningen heter *äldreomsorg* och inte *äldrevård*
– och det är inte en slump.

Att resonera om förbättringar av äldreomsorgen genom begrepp som IBIC och BPSD kändes plötsligt som att försöka skriva om ett paradis som inte längre är möjligt att uppnå. Dessa metoder har gett oss riktning och struktur, men vad hjälper det när vi står fast i nuet och gräver i det som återstår av en söndertrasad omsorg? Jag upplever starkt att vi inte kan fortsätta som om ingenting har hänt, som om vi fortfarande kunde leva upp till den pakt vi slutit med våra äldre – en pakt om att ge dem en värdig omsorg. Vart tog dessa sociala förpliktelser vägen?

En medarbetare på ett APT i en kommun där jag varit engagerad ställde en fråga som fastnade hos mig: Vart har äldreomsorgen tagit vägen? Hon talade om en tid när det fanns utrymme och ambition att skapa en rättvis och värdig äldreomsorg. Vad återstår idag? frågade hon. Inget av det jag en gång stod för är längre sant. De flesta av mina arbetsmoment handlar om att lappa och laga det som inte längre går att reparera. Människor mår dåligt och ser vår stress och våra korta besök som påtvingade, inte som ett uttryck för verklig omsorg. En del av de äldre säger att de förstår, men det förändrar inte deras ensamhet eller ångest.

Runt bordet nickade alla instämmande. Något mycket allvarligt har hänt inom äldreomsorgen, och vi behöver på allvar fråga oss vad är det som händer; vi kan inte bara nicka instämmande om det inte längre känns rätt inom oss.

Jag har inga enkla svar på vad som pågår. Jag ser att omsorgen reduceras till en fråga om budget och ekonomiska ramar som verksamhetsledare förtvivlat försöker få oss att hålla oss inom. Jag ser allvaret i blicken hos socialchefer och verksamhetsledare som försöker få sina medarbetare att förstå att det inte finns pengar för att anställa mer personal. Jag kan, liksom många av mina kollegor, själv räkna ut att neddragningarna avslöjar en desperat balansgång mellan ekonomi och överlevnad. Jag ser detta, men jag vet inte om det är hela svaret på problemet. Vi talar mycket om teknologi och digitalisering som en del av lösningen, men jag hör också varningssignaler om en annalkande tsunami när 50-talisterna börjar behöva omsorg. Hur kan vi tala om att vi kommer att behöva fler medarbetare, samtidigt som vi drar ner på bemanningen?

I denna skrift vill jag lyfta fram några centrala frågor och perspektiv som jag anser måste få en plats i diskussionen. Men jag inser också att jag inte sitter inne med de slutgiltiga svaren. Svaret på vår smärtsamma gåta formuleras inte av en enda person, utan av oss tillsammans. Jag tror att lösningarna är många – och att de inte kan reduceras till en enda. Jag vill med denna text bidra till en diskussion om vad som har hänt med vår äldreomsorg. Jag tror att vi har ett moraliskt ansvar att försvara den, gentemot dem som byggde upp vårt samhälle. Det är också en fråga om vårt eget framtida öde – för hur vi behandlar våra äldre idag kommer att spegla hur vi själva blir bemötta i framtiden.

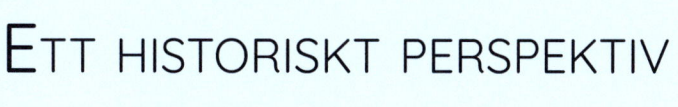

ETT HISTORISKT PERSPEKTIV

Från välgörenhet till välfärdsstat

Omsorgen om äldre har i Sverige genomgått en lång utveckling, från att ha varit en privat angelägenhet inom familjens och kyrkans sfär till att bli en offentlig tjänst finansierad av staten och kommunerna. Men den historiska pendeln har svängt flera gånger, och under de senaste decennierna har vi sett en delvis återgång till privatisering genom lagstiftning som syftar till att öka valfriheten för den äldre. Frågan är hur dessa förändringar påverkar omsorgens innehåll och om de stärker eller urholkar dess egentliga syfte.

Under medeltiden organiserades omsorgen genom kyrkans helgeandshus, där sjuka och fattiga fick tak över huvudet, men dessa var mer av tillfälliga härbärgen än systematiska omsorgsstrukturer. Under 1500-talet, i samband med reformationen, började ansvaret för fattigvård och äldreomsorg överföras till socknarna, där äldre ibland inhystes i byarnas fattighus.

Det var först med industrialiseringen på 1800-talet som stat och kommuner började ta ett mer organiserat ansvar för äldreomsorgen. Industrialiseringen och urbaniseringen innebar att allt fler äldre blev utan familjens stöd, och det blev nödvändigt att skapa en mer strukturerad form av omsorg. Under 1900-talets första hälft expanderade äldreomsorgen kraftigt och blev en del av det växande folkhemsbygget. Under 1950- och 60-talet utvecklades särskilda boenden och hemtjänst för att ge äldre möjlighet att få stöd i vardagen utan att vara beroende av anhöriga.

Socialtjänstlagen och synen på omsorgens innehåll

Socialtjänstlagen och omsorgens innehåll utgör en central utgångspunkt i diskussionen om hur äldreomsorgen bör utformas. År 1982 markerade antagandet av Socialtjänstlagen en omvälvande förändring, där fokus flyttades från att enbart tillhandahålla praktisk hjälp till att se omsorg som en fundamental rättighet. Denna lagstiftning introducerade en bredare vision, där äldre människor inte bara skulle få hjälp med sina dagliga sysslor utan också ges möjlighet att leva ett liv präglat av god livskvalitet och välbefinnande. Det teoretiska idealet handlade om att omsorg skulle innefatta både de fysiska behoven och de existentiella samt sociala dimensionerna, vilket skulle bidra till att stärka den äldres autonomi och integritet.

Trots denna progressiva syn på omsorg visar den praktiska verkligheten att äldreomsorgen ofta formas av organisatoriska strukturer och ekonomiska begränsningar. De fastställda budgetramarna och styrningsmekanismerna, vilka ofta dikteras av politiska och administrativa krav, tenderar att reducera omsorgen till att enbart fokusera på de mest grundläggande praktiska behoven. Detta leder till att de existentiella och sociala aspekterna, vilka lagens intentioner ursprungligen betonade, blir underordnade och inte får samma genomslag i den dagliga verksamheten. Därmed uppstår en påtaglig diskrepans mellan de idealistiska ambitionerna i lagstiftningen och den operativa verklighet som äldreomsorgen präglas av. Denna spänning illustrerar en utmaning för framtida reformer: att hitta sätt att integrera de bredare värdena om livskvalitet och socialt välbefinnande med de ofta snäva organisatoriska och ekonomiska ramarna inom vilken omsorgen bedrivs.

New Public Management och äldreomsorgens ekonomisering

Under 1990-talet började en ny styrningsmodell, New Public Management (NPM), att få genomslag i Sverige. Denna modell innebar att äldreomsorgen alltmer började betraktas genom ett ekonomiskt och resultatbaserat perspektiv, där omsorgsinsatser skulle mätas, effektiviseras och styras genom konkurrensutsättning.

Denna utveckling accelererade 2009 genom LOV (Lagen om valfrihetssystem), en reform som gjorde det möjligt för äldre att själva välja utförare av hemtjänst och andra omsorgstjänster. Syftet var att öka kvaliteten genom konkurrens och ge den enskilde individen mer inflytande över sin omsorg. Men LOV innebar också att kommunerna tvingades definiera exakt vad en hemtjänsttimme kostar och vilka moment som skulle ingå i denna tid. Detta ledde till att omsorgen blev alltmer standardiserad och detaljstyrd, där insatser bokfördes och tidsberäknades snarare än att anpassas flexibelt efter individens behov.

Kommuner som tidigare själva drev äldreomsorgen började nu konkurrensutsättas av privata utförare, vilket förändrade dynamiken i verksamheten. Från början var motståndet mot privatiseringen, men med tiden insåg även många av dess motståndare att konkurrensen kunde fungera som en drivkraft för att förbättra den kommunala verksamheten. Resultatet blev att kommunala hemtjänstutförare själva började organisera sig enligt samma modell som de privata aktörerna för att kunna möta konkurrensen.

Vad hände med omsorgen?

Frågan är vad dessa förändringar har inneburit för omsorgens innehåll. LOV och NPM har skapat en omsorgsstruktur där effektivitet och ekonomisk hållbarhet prioriteras, men där det existentiella perspektivet ofta hamnar i skymundan.

När varje minut av hemtjänsten måste redovisas i detalj blir det svårt att skapa utrymme för de mjuka värden som är avgörande för omsorgens kvalitet. Samtalet med den äldre, den spontana interaktionen eller den extra stunden av närvaro – sådana moment är svåra att mäta och får därmed svårt att hävda sig i ett system som bygger på exakta tidsangivelser och definierade uppgifter.

Omsorgens historiska utveckling visar alltså en paradoxal rörelse: från en tid då omsorg var en privat angelägenhet, till en period där den blev en offentlig rättighet, och därefter tillbaka till en modell där marknadstänkandet fått en allt större roll. Frågan vi måste ställa oss är om denna utveckling har stärkt eller försvagat omsorgen i dess egentliga bemärkelse.

Om vi menar allvar med att äldre ska ha en värdig och meningsfull tillvaro, måste vi också säkerställa att de organisatoriska ramarna stödjer detta mål – snarare än att begränsa det genom strikt ekonomistyrning och konkurrensmodeller som i praktiken kan reducera omsorgen till en tjänst bland andra.

Hur äldreomsorgen var organiserad

Ett humanistiskt och demokratiskt samhällsprojekt

Det är lätt att glömma att vår äldreomsorg vilar på en lång historia av socialt engagemang och politiska beslut som formats under mer än ett sekel. Från att ha varit en privat angelägenhet, där familjen och lokalsamhället hade ansvaret, till en del av den svenska välfärdsstaten, har äldreomsorgen vuxit fram genom en demokratisk och solidarisk process.

Det fanns en tid då äldre som inte kunde arbeta och försörja sig själva riskerade att hamna på fattighus, där levnadsförhållandena ofta var ovärdiga och kränkande. De första sociala reformerna kring äldreomsorg var ett direkt svar på denna orättvisa och byggde på insikten att ett samhälle som lämnar sina äldre åt sitt öde inte kan kalla sig civiliserat. Istället för att se de äldre som en belastning började politiska krafter på 1900-talet att betrakta omsorgen om dem som en del av det humanistiska samhällsbygget.

Den svenska äldreomsorgen växte fram som en del av välfärdsstaten och är en direkt produkt av de demokratiska värderingar som vårt samhälle vilar på. Omsorg och trygghet skulle inte vara en priviligierad förmån för några få, utan en självklarhet för alla. Att betala skatt för att finansiera en gemensam äldreomsorg har varit en del av den solidariska idén om att vi alla, oavsett ekonomisk bakgrund, har rätt till en värdig ålderdom.

Från fattigvård till välfärd

Under 1900-talet genomgick äldreomsorgen en rad förändringar. De första statliga insatserna syftade till att få bort de mest ovärdiga formerna av fattigvård och ersätta dem med mer humana boendeformer.

Folkhemstanken under 1930- och 40-talen bidrog till att man började se på äldreomsorgen som en del av samhällets ansvar. Socialdemokratiska reformer gjorde det möjligt att skapa äldreboenden och hemtjänst med fokus på livskvalitet snarare än enbart försörjning.

Med Ädelreformen 1992 flyttades ansvaret för äldreomsorgen från landstingen till kommunerna, vilket var en markering av att äldreomsorg inte enbart handlade om sjukvård utan om en bredare social insats för att stödja äldres liv och välbefinnande. Det var också en bekräftelse på att vi som samhälle har ett moraliskt ansvar att upprätthålla en värdig omsorg.

En välfärd under press

Äldrevården var en kombination av socialt stöd, medicinsk hjälp och en vardag som gav den äldre en fortsatt plats i samhället.

Trots denna långa tradition av solidaritet och demokratiskt förankrade beslut ser vi idag en utveckling där dessa principer utmanas. Nedskärningar, effektiviseringskrav och en förflyttning mot mer marknadsstyrda modeller riskerar att urholka de fundament vår äldreomsorg vilar på.

Det krävs att vi återigen påminner oss om varför vi en gång byggde upp en gemensamt finansierad äldreomsorg. Det handlar inte bara om ekonomi eller effektivitet – det handlar om hur vi ser på vårt samhälle, på vår demokrati och på våra förpliktelser gentemot dem som byggde det innan oss.

Jag minns en tid då omsorgen fortfarande bar spår av det samhälle som byggdes efter folkhemmets ideal. Många av dem som arbetade i omsorgen hade en syn på sitt arbete som mer än en yrkesroll – det var en uppgift med ett moraliskt och socialt ansvar. Det fanns en stolthet i att vara en del av en verksamhet som skapade trygghet och sammanhang för de äldre.

Med tiden började dock skiftningar synas. Språket förändrades, nya styrningsmodeller introducerades och ekonomiska argument började dominera diskussionerna. Det som tidigare hade setts som en självklar rättighet – att få en värdig ålderdom – började istället ses som en kostnad att hantera.

Från att ha varit en verksamhet där omsorg och närvaro stod i centrum, började äldreomsorgen röra sig mot en mer instrumentell modell. Förändringarna kom gradvis men tydligt. Bemanningstätheten minskade, tid för samtal och möten med de äldre skars ner och arbetsuppgifter fragmentiserades i schemalagda minuter. Det som en gång var en verksamhet byggd på mänsklig kontakt blev allt mer styrd av effektivitet och kontrollsystem.

ÄLDREOMSORG

Äldreomsorg och den svenska välfärdsmodellen

Social omsorg utgör en av de mest fundamentala aspekterna av äldreomsorgen, men också en av de mest svårdefinierade. Till skillnad från omvårdnad och medicinsk vård, som kan struktureras i insatser och mätbara mål, handlar social omsorg om människans rätt att upprätthålla relationer, känna delaktighet och erfara gemenskap. Detta rör sig alltså bortom det instrumentella och in i det existentiella – ett område som traditionellt sett har varit en självklar del av den svenska välfärdsmodellen, men som i dagens samhällsdiskurs ofta förloras i ett samtal om effektivitet, kostnader och organisatoriska utmaningar.

Det svenska samhället har under de senaste hundra åren byggt upp en välfärdsmodell där social omsorg är en av dess viktigaste grundpelarna. Detta har inte bara handlat om att förse människor med basala resurser, utan också om att skapa ett samhälle där individens välbefinnande har sin grund i sociala sammanhang och gemensamma strukturer. I denna kontext innebär social omsorg en rättighet för alla medborgare i Sverige att få fortsätta vara en del av det sociala livet, även när förutsättningarna förändras genom ålder eller funktionsnedsättning.

Men vad händer när denna syn på social omsorg börjar omdefinieras? När samhällsdiskursen skiftar från att se social omsorg som en humanistisk princip till att bli en fråga om kostnader och organisatorisk effektivitet? Vi ser idag hur social omsorg i allt högre grad beskrivs i termer av problem och utmaningar snarare än som en central komponent i ett rättvist och jämställt samhälle. Det

Möjligheter till sociala aktiviteter

Gemenskapsaktiviteter på äldreboenden, dag-
verksamheter och kulturarrangemang skapar en
känsla av meningsfullhet.

Tillgänglighet till sociala nätverk

Att upprätthålla kontakt med familj och vänner
är avgörande för välbefinnandet, och stödinsat-
ser bör underlätta detta.

Digital delaktighet

I en alltmer digitaliserad värld blir det viktigt att
äldre får stöd i att använda teknik som möjlig-
gör kommunikation och kontakt med omvärlden.

är som om vi riskerar att omdefiniera oss själva när vi omdefinierar våra välfärdspolitiska principer – vi distanserar oss från de ideal som formade det samhälle vi idag lever i.

Rätten till relationer och delaktighet

En av de viktigaste aspekterna av social omsorg är rätten till relationer och delaktighet. För äldre människor handlar detta om att kunna bibehålla sitt sociala nätverk och delta i samhällslivet på egna villkor. Att åldras innebär ofta förändringar i de sociala strukturerna – vänner och partners går bort, familjeband förändras, och fysiska begränsningar kan göra det svårare att delta i tidigare aktiviteter. Här blir social omsorg en nyckel till att bevara livskvalitet och förebygga ensamhet och social isolering.

I denna diskussion är det avgörande att förstå att social omsorg inte är en lyx eller en extrainsats – den är en fundamental del av det löfte vi gett våra äldre om en värdig och meningsfull ålderdom.

Det generationsövergripande ansvaret

Social omsorg handlar dock inte bara om att ta hand om de äldre – det handlar också om vad vi lämnar efter oss till kommande generationer. Den välfärdsmodell vi bygger idag kommer att vara den som framtidens generationer ärver. Därför måste vi ha en djupare reflektion över hur vi utformar nuvarande äldreomsorg, inte bara som en ekonomisk och organisatorisk fråga, utan som en fråga om vilket samhälle vi vill leva i.

Välfärdsstaten har länge vilat på principen om ett samhällskontrakt – ett ömsesidigt åtagande där individens trygghet garanteras genom gemensamma lösningar. När vi börjar ifrågasätta social omsorgens värde och reducera den till en fråga om resurser och effektivitet, sänder vi en signal till framtida generationer om att deras välfärd inte längre är självklar. Vi riskerar att skapa en dominoeffekt där varje försvagning av de sociala skyddsnäten påverkar kommande generationers trygghet och tillit till samhällsmodellen.

Den svenska samhällsdiskursen tenderar ofta att fokusera på social omsorg i termer av utmaningar och kostnader snarare än som en investering i människors välbefinnande. Istället för att se det som en kärna i det humanistiska samhällsbygget, där vi skapar förutsättningar för ett värdigt liv, behandlas det som en administrativ börda. Vi talar om vårdplatser, bemanning och budgetunderskott, men sällan om det fundamentala värdet av social omsorg som en rättighet och ett uttryck för samhällsgemenskap.

Social omsorg är inte en kostnad – det är ett åtagande. Det är ett löfte som ett samhälle ger till sina äldre och till sig självt. Om vi förlorar det perspektivet, förlorar vi också en del av den samhällsidentitet som har varit en bärande del av den svenska välfärdsmodellen. Det är därför avgörande att vi inte låter detta bli en fråga enbart om ekonomi och effektivitet, utan att vi lyfter fram de humanistiska värden som borde ligga till grund för social omsorg i vår tid.

Omsorg

Omsorg innefattar ett helhetsperspektiv där en individs existentiella, sociala och fysiska behov beaktas. Omsorg handlar inte enbart om att assistera med praktiska moment, utan också om att skapa trygghet, delaktighet och mening i en människas liv. Det är ett begrepp som rymmer interaktion, lyhördhet och den mänskliga aspekten av att finnas till för någon annan. En omfamning, en stunds samtal eller en känsla av sammanhang är lika viktiga som att vara ren och belåten med maten.

Omvårdnad

Omvårdnad är en mer specifik del av omsorgsarbetet och handlar om att tillgodose grundläggande hälsorelaterade behov, såsom hygien, näring och stöd i dagliga funktioner. Omvårdnad bygger på ett fysiskt och psykologiskt omhändertagande, men saknar i sig den bredare sociala och existentiella dimension som kännetecknar omsorg.

Vård

Vård är den mest medicinskt orienterade formen av stöd och har en tydlig koppling till sjukvård och behandling av fysiska och psykiska tillstånd. Vård ges på delegation från sjukvårdspersonal och innebär ofta en tydligt definierad åtgärd, exempelvis medicinering, sårvård eller andra insatser som kräver medicinsk kompetens.

En nödvändig distinktion

Äldreomsorgen i Sverige har sitt namn av en anledning. Begreppet *omsorg* rymmer något mer än vad som kan mätas i antal vårdtimmar, hygieninsatser eller medicinska åtgärder. Ändå ser vi idag hur äldreomsorgen i praktiken alltmer närmar sig begreppen *omvårdnad* och *vård*, trots att lagstiftningen och den grundläggande intentionen fortfarande talar om *omsorg*.

Hur begreppsförskjutningen förändrar äldreomsorgen

I den nuvarande äldreomsorgsstrukturen ser vi en diskursiv glidning där *omsorg* i praktiken alltmer börjar definieras utifrån de parametrar som styr *vård* och *omvårdnad*. Detta är en konsekvens av flera faktorer, där New Public Management (NPM) har spelat en avgörande roll.

NPM:s idé om att omsorg är en "tjänst" att producera och effektivisera har inneburit att omsorgens mjuka delar har blivit allt svårare att försvara inom organisationen. När kommunerna genom LOV (Lagen om valfrihetssystem) tvingades börja räkna och prissätta enskilda insatser inom hemtjänsten, var det just de moment som definierar *omsorg* – samtal, närvaro, social stimulans – som blev svårast att kvantifiera och därmed riskerade att försvinna.

Omsorgsrelaterade moment dokumenteras inte på samma sätt

En stunds samtal eller närvaro är svår att registrera på samma sätt som en omvårdnadsinsats.

Personalen upplever systemen som svåra att hantera

Eftersom de inte speglar omsorgens egentliga arbete, kan systemen kännas främmande eller irrelevanta för dem som arbetar närmast de äldre.

Organisationens fokus glider ytterligare mot vårdlogik

Om det som syns i systemen primärt är omvårdnad och HSL-insatser, blir det också dessa som prioriteras i styrning och uppföljning.

När omsorgens mjuka värden måste försvaras

Ett av de tydligaste exemplen på denna motsättning är hur personal inom äldreomsorgen allt oftare måste försvara de omsorgsmoment som inte enkelt kan instrumentalisera sig själva. Att ge en äldre människa en stunds samtal eller närvaro ses ofta som mindre prioriterat än att utföra en dokumenterbar uppgift.

Detta skapar en arbetsmiljö där personalen hamnar i en konstant konflikt mellan sitt yrkesuppdrag och de styrsystem som reglerar deras arbete. De ser hur de äldre har behov av omsorg i dess rätta mening, men de förväntas i allt högre grad arbeta utifrån en vårdcentrerad logik där det existentiella och sociala reduceras till något sekundärt.

Vi ser också hur denna förändring påverkar hur äldreomsorgen organiseras. När sjuksköterskor rekryteras till chefspositioner inom äldreomsorgen (vilket i sig inte är fel) sker ofta en medicinsk förskjutning av ledningsperspektivet. Detta innebär att omsorgspersonalen i praktiken får arbeta i en struktur som alltmer liknar sjukvårdens, där patientens medicinska status styr arbetet snarare än den existentiella och sociala helheten.

Digitala dokumentationssystem och omsorgens osynlighet

En ytterligare faktor som bidrar till denna förskjutning är hur de digitaliserade dokumentationssystemen i äldreomsorgen är utformade. Dessa system är ofta byggda för att effektivisera administrationen och säkerställa att insatser registreras korrekt, men de speglar i första hand vård- och omvårdnadslogiken snarare än omsorgens bredare perspektiv.

Varför lagen talar om äldreomsorg – och varför det spelar roll

Att Sveriges lagstiftning använder begreppet äldreomsorg och inte äldrevård är ingen slump. Det är ett uttryck för en medveten ambition att omsorgen om äldre ska omfatta mer än bara hälsa och medicinska behov. Äldre har rätt att leva ett liv som präglas av mening, delaktighet och värdighet, inte bara att få sina basala funktioner upprätthållna.

Men lagens begreppsanvändning är bara en del av ekvationen. Om den faktiska organisationen av äldreomsorgen styrs utifrån omvårdnads- och vårdperspektivet, riskerar omsorgens verkliga innehåll att gå förlorat.

Därför behöver vi återigen lyfta fram omsorgens sociala och existentiella värden och se till att de inte blir något som personalen måste försvara, utan något som är integrerat i själva strukturen. Att förstå och definiera skillnaden mellan *omsorg, omvårdnad och vård* är ett första steg i att återupprätta äldreomsorgens egentliga syfte – att se hela människan.

Existentiell omsorg – att möta människans djupaste behov

Omsorg handlar inte enbart om att hjälpa människor med praktiska eller medicinska behov. Den rymmer även en dimension av djupare mänsklig närvaro, mening och sammanhang.

Existentiell omsorg är ett begrepp som syftar till att beskriva just denna aspekt av omsorgsarbetet – en vårdform som berör individens existentiella behov, såsom frågor om livets mening, samhörighet, ensamhet och värdighet.

Vad innebär existentiell omsorg?

Existentiell omsorg handlar om att möta människors behov av att förstå sin egen tillvaro, särskilt i livets senare skeden. Inom äldreomsorgen innebär detta att ge plats för samtal om identitet, död, åldrande, minnen och relationer. Det är en omsorgsform som inte fokuserar på att ge medicinska eller praktiska lösningar, utan snarare handlar om att lyssna, närvara och bekräfta en persons känslor och tankar.

Existentiell omsorg inom äldreomsorgen

I praktiken är existentiell omsorg en aspekt av äldreomsorgen som

Existentiell omsorg

Mening och livssammanhang

Behovet av att känna att ens liv haft betydelse, att ha en historia som någon vill lyssna på.

Samhörighet och relationer

Att känna sig del av en gemenskap, även om ens sociala nätverk har minskat.

Frihet och ansvar

Upplevelsen av att fortfarande ha en viss kontroll över sin egen tillvaro, även om kroppens begränsningar ökar.

Död och förlust

Att få möjlighet att tala om döden och det liv som en gång var, utan att bli avfärdad eller bortviftad.

Påverkande faktorer

Tidspress

Personalen har begränsat med tid och måste fokusera på uppgifter som kan mätas och redovisas.

Osäkerhet

Många anställda känner sig osäkra i existentiella samtal och har ingen formell utbildning i ämnet.

Organisatoriska strukturer

Omsorgen styrs alltmer av system där det är lättare att redovisa medicinska insatser än socialt och existentiellt stöd.

ofta hamnar i skymundan. Mycket av den dagliga verksamheten fokuserar på omvårdnad och praktiska uppgifter, medan de djupare samtalen och den mänskliga närvaron riskerar att prioriteras bort.

Existentiell omsorg en naturlig del av äldreomsorgen

För att säkerställa att äldre får den existentiella omsorg de behöver måste vi förändra sättet vi ser på äldreomsorg. Det kräver att vi erkänner att ett gott liv handlar om mer än fysisk hälsa och säkerhet. Några viktiga steg för att stärka existentiell omsorg i äldreomsorgen är:

Utbildning och kompetensutveckling – Personalen behöver verktyg och metoder för att kunna möta de äldre i deras existentiella frågor.

Strukturellt utrymme – Tid och resurser måste avsättas för att möjliggöra samtal och mänsklig närvaro.

Nya sätt att dokumentera – Digitala system måste spegla hela omsorgens innehåll, inte bara det som kan kvantifieras.

Historisk och filosofisk bakgrund

Idén om existentiell omsorg har sina rötter i existentialismen, en filosofisk inriktning som betonar individens unika livserfarenhet och den mening vi själva skapar i våra liv. Filosofiska tänkare så-som Jean-Paul Sartre, Simone de Beauvoir och Martin Heidegger har alla på olika sätt behandlat frågor om åldrande, existensens grundvillkor och människans relation till livets slutskede.

Inom vårdvetenskap har existentiell omsorg betonats av forskare som Katie Eriksson, som menar att vård handlar om att ge utrymme för individens existentiella lidande och stödja personen i att hitta mening även i svåra livssituationer. En annan viktig röst är Cicely Saunders, grundaren av den moderna palliativa vården, som poängterade att vård av döende inte bara handlar om smärt-lindring, utan också om att ge stöd i de existentiella och andliga frågor som uppstår i livets slutskede.

Hur äldreomsorgen organiseras idag

Äldreomsorgen i Sverige har genomgått en gradvis förändring där den organisatoriska modellen mer och mer har börjat likna den som används inom sjukvården. Detta har skett genom en betoning på effektivitet, mätbarhet och resultatstyrning. I många kommuner har ledarskap inom äldreomsorgen rekryterats från sjuksköterskekåren, vilket har fört med sig en vårdcentrerad logik.

Detta är inte ett problem i sig, men det leder till en förskjutning av fokus. Eftersom vården har en tydlig resultatinriktning – att förbättra hälsa, behandla sjukdomar och främja tillfrisknande – har denna syn på resultat smugit sig in i äldreomsorgen. Men här blir det en motsägelse: inom äldreomsorgen är resultatet inte tillfrisknande, eftersom ingen äldre blir yngre. Trots att detta är en självklar insikt på ett teoretiskt plan, agerar organisationen ofta som om äldreomsorgens mål vore att "bota" eller stabilisera, snarare än att skapa en meningsfull och värdig tillvaro för individen.

Konsekvensen av denna vårdcentrering är att existentiella och sociala aspekter av omsorgen marginaliseras. Personalen har begränsat med tid att engagera sig i de äldre utöver det rent nödvändiga, och aktiviteter som skulle kunna bidra till ett rikare liv får stå tillbaka. Trots att riktlinjer och värdegrunder talar om vikten av en helhetssyn på omsorg, är den organisatoriska verkligheten en annan.

Hinder för existentiell omsorg

Brist på tid och resurser

Personalens arbetsbelastning gör att existentiella samtal och stöd ofta prioriteras bort till förmån för fysiska behov.

Osäkerhet och bristande utbildning

Vårdpersonal känner sig ofta osäkra på hur de ska bemöta existentiella frågor, och ämnet är sällan en del av intern utbildning. (Sundström, 2022)

Organisatoriska strukturer

Äldreomsorgen är uppbyggd utifrån en vård-modell, där existentiella behov inte betraktas som primära eller mätbara. (Whitaker, 2023)

Varför integreras inte existentiell omsorg i praktiken?

Forskning visar att existentiell omsorg är en viktig del av äldre människors välbefinnande. En studie av Lindström & Andersson (2018) betonar att existentiella aspekter borde vara en naturlig del av äldreomsorgen, medan Johansson et al. (2020) beskriver hur äldre skapar mening genom sociala relationer och aktiviteter. Karlsson & Berg (2017) lyfter identitetens förändring i åldrandet, och Nilsson & Håkansson (2021) argumenterar för att omsorg behöver inkludera existentiella aspekter för att stärka äldres välbefinnande.

Även om det finns utbildningsinitiativ, exempelvis vid Högskolan Väst, där kurser om existentiella behov erbjuds för vårdpersonal, eller Socialstyrelsens ledarskapsutbildningar för chefer, saknas en konkret implementering av detta i organisationens grundstruktur.

Hur kan vi förändra detta?

För att återföra existentiell omsorg till äldreomsorgen krävs en förändring på tre nivåer:

Utbildning och kompetensutveckling – Existentiell omsorg bör vara en integrerad del av vårdutbildningar och fortbildningar för äldreomsorgspersonal.

Organisationsförändring – Istället för att äldreomsorgen formas efter sjukvårdens struktur behöver vi en omsorgsmodell där existentiella aspekter prioriteras lika högt som fysiska behov.

Ledarskap och mandat – Undersköterskor och annan omsorgspersonal som arbetar närmast de äldre måste ges en starkare röst i att definiera vad omsorg innebär och hur den bör organiseras.

Vi behöver alltså omdefiniera vad vi menar med omsorg och anpassa äldreomsorgens organisation därefter. Så länge vi utgår från en vårdcentrerad struktur kommer de existentiella aspekterna att förbli en "extrauppgift" som vårdpersonalen ska försöka hinna med när tid finns – snarare än en självklar del av deras arbete. Det är dags att flytta fokus från enbart omvårdnad och sjukvård till en omsorgsmodell där hela människan står i centrum.

Praktisk Omsorg

Praktisk omsorg är det dagliga stöd som hjälper en individ att klara sin vardag. Det handlar om att bistå med de grundläggande behov som möjliggör ett tryggt och fungerande liv – alltifrån personlig hygien och påklädning till måltider och hjälpmedelsanvändning. Men praktisk omsorg är aldrig enbart en teknisk eller mekanisk handling. Det är en handling som bygger på omtanke, respekt och förståelse för individens livssituation och behov.

Undersköterskans roll – bortom titeln

I dagens äldreomsorg är det i huvudsak undersköterskor som arbetar i direkt kontakt med de äldre. Men termen *undersköterska* fångar inte fullt ut bredden av det arbete dessa personer utför. De är inte bara vårdgivare, utan också observatörer, samtalspartners och de primära tolkarna av äldre personers behov.

Undersköterskor utvecklar genom erfarenhet en särskild känslighet för de subtila förändringar som sker hos äldre individer. De kan förstå och reagera på beteenden som utvecklas i samband med sjukdomar och åldrande, såsom oro, aggressivitet eller plötslig passivitet. Deras arbete kräver ett intuitivt förhållningssätt där de på kort tid kan anpassa sina insatser utifrån en individs dagsform och behov.

En äldre persons tacksamhet kan uttryckas på många olika sätt – i tystnad, i plötsliga utrop eller i ögonkontakt. Det krävs en sär-

Faktorer som hotar praktisk omsorg

Tidsbrist

Personalen hinner inte skapa de relationer och den trygghet som krävs för att omsorgen ska vara individanpassad.

Ökad arbetsbelastning

Färre händer innebär att varje enskild undersköterska eller vårdbiträde får fler uppgifter, vilket leder till stress och en risk för utbrändhet.

Förlorad kontinuitet

När bemanningen är låg och personalomsättningen hög, blir det svårt att upprätthålla en stabil omsorgsrelation mellan personal och boende.

Omsorgens humanistiska värden utmanas

När arbetet reduceras till en rad moment som ska utföras på kortast möjliga tid, förloras det omsorgsperspektiv som bygger på närvaro, lyhördhet och respekt för individens behov.

skild kompetens att kunna förstå och tolka dessa uttryck, en kompetens som sällan dokumenteras men som är avgörande för att omsorgens intention ska bli verklighet. Praktisk omsorg är därför inte enbart en fråga om *vad* som utförs, utan *hur* det utförs.

Praktisk omsorg och bemanningens betydelse

Den praktiska omsorgen är nära sammanlänkad med hur en avdelning eller en enhet organiserar sitt arbete. Den bygger på närvaro, kontinuitet och relationer. Men i takt med att bemanningen inom äldreomsorgen har reducerats i många kommuner, har förutsättningarna för att utföra en god praktisk omsorg försämrats.

När personalen är för få i förhållande till antalet boende, påverkas omsorgens kvalitet direkt. De delar av omsorgen som handlar om samtal, social interaktion och individanpassning får stå tillbaka för de moment som är absolut nödvändiga – såsom hygien, medicinering och måltider. Resultatet blir en äldreomsorg där omsorgens sociala och emotionella dimensioner reduceras till enstaka korta ögonblick, snarare än att genomsyra hela vård- och omsorgsmiljön.

Bemanningskrisen

Under de senaste åren har många kommuner tvingats skära ner på bemanningen inom äldreomsorgen. Detta har skett genom en kombination av ekonomiska besparingar, svårigheter att rekrytera

Praktisk omsorg

Rätt bemanning för rätt omsorg

Det måste finnas tillräckligt med personal för att omsorgens sociala och relationella dimensioner ska kunna realiseras i vardagen.

Tydligare erkännande av undersköterskornas kompetens

Att förstå och tolka individers behov kräver erfarenhet och yrkesskicklighet. Dessa färdigheter måste synliggöras och värderas i högre grad än idag.

Strukturella förändringar i schemaläggning och resursfördelning

Att arbeta med äldreomsorg kan inte enbart styras av ekonomiska kalkyler och effektiviseringskrav. Det måste finnas en balans mellan praktisk genomförbarhet och kvalitet i omsorgen.

personal och en ökad efterfrågan på äldreomsorg i takt med en åldrande befolkning.

Vad händer när omsorg reduceras till uppgifter?

När praktisk omsorg utförs under tidspress och med för få resurser, förändras dess karaktär. Det som borde vara en *omsorgsrelation* blir istället en *uppgiftsbaserad* verksamhet där det primära målet blir att slutföra ett antal fördefinierade moment snarare än att möta människan bakom behovet.

En undersköterska som har begränsad tid per individ måste prioritera. Det innebär att social interaktion, samtal och anpassning ofta får stå tillbaka för de mest basala fysiska behoven. Det innebär också att undersköterskan själv förlorar en viktig del av sitt yrke – den emotionella och sociala kompetensen som gör arbetet meningsfullt och som skapar skillnaden mellan att vårda och att ge omsorg.

Hur kan vi återupprätta praktisk omsorg?

För att säkerställa att praktisk omsorg inte reduceras till en serie uppgifter utan förankring i omsorgens grundläggande värden, behövs en förändring i hur vi ser på bemanning och resursfördelning.

Praktisk omsorg är mer än en serie arbetsmoment – det är ett humanistiskt åtagande som kräver rätt förutsättningar för att kunna uppfyllas. När bemanningen blir för låg, när tidspressen ökar och när omsorg reduceras till en uppgiftslista, förlorar vi det mest fundamentala i äldreomsorgen: den mänskliga kontakten, närvaron och förståelsen för individens behov.

Detta är inte en fråga om resurser enbart – det är en fråga om vilket samhälle vi vill bygga. Ska vi fortsätta att nedmontera den omsorg som äldre generationer en gång lovades, eller ska vi återupprätta den sociala och relationella kärnan i omsorgsarbetet? Svaret på den frågan avgör inte bara framtiden för äldreomsorgen, utan också framtiden för hela vårt samhälle.

Äldreomsorg är relationell, flexibel och situationsbunden

Äldreomsorg kan inte förstås eller organiseras på samma sätt som andra verksamheter där arbetet handlar om att utföra standardiserade uppgifter. Det som skiljer äldreomsorgen från andra yrkesområden är att den handlar om människor, liv och relationer snarare än produkter eller tjänster som kan mätas i effektivitet och tidsåtgång. Äldreomsorg handlar inte enbart om att ge vård eller uppfylla grundläggande behov, utan också om att skapa trygghet, värdighet och sammanhang för den äldre individen.

Detta innebär att äldreomsorgen inte kan styras enbart genom rutiner och kvotsystem där en viss mängd personal förväntas utföra ett förutbestämt antal uppgifter inom en viss tid. Omsorgen måste istället utformas utifrån de unika förutsättningar som råder i varje enskild situation. Den är därför i grunden relationell, flexibel och situationsbunden.

Relationell

Omsorg bygger på mänskliga relationer. En äldre person får inte bara hjälp med basala behov som hygien och mat, utan även trygghet, bekräftelse och social samvaro.

Det handlar om att skapa en kontinuitet där omsorgstagaren känner sig sedd och förstådd. En undersköterskas blick, röstläge eller beröring kan vara avgörande för en äldre persons välmående.

Relationerna sträcker sig också till anhöriga, där omsorgspersonal ofta fungerar som en bro mellan familj och omsorg, vilket skapar en social väv kring den äldre.

Flexibel

Omsorg kan inte standardiseras på samma sätt som industriella arbetsmoment. Två personer med samma diagnos kan ha helt olika behov, och även samma person kan ha skiftande behov beroende på dagsform.

En äldre person med demens kanske behöver mer stöd vissa dagar och mindre andra. Att strikt schemalägga omsorgsstunder på förutbestämda tider gör att personalen förlorar möjligheten att

Det handlar om att...

Ge mer inflytande ...

till personalen över sin arbetsdag, där tid kan omfördelas utifrån behov.

Planera omsorg ...

utifrån individen istället för schemalagda arbetsmoment – till exempel genom att fokusera på att uppnå livskvalitet snarare än att en viss uppgift ska utföras ett exakt antal gånger per dag.

Skapa en organisationskultur ...

där relationen mellan omsorgsgivare och omsorgstagare är utgångspunkten, snarare än en strikt hierarki där beslut tas långt ifrån den praktiska verkligheten.

anpassa insatserna efter individens faktiska behov.

Omsorgsarbete kräver att personalen har ett visst handlingsutrymme för att kunna möta den äldre där hen befinner sig i stunden – både fysiskt och emotionellt.

Situationsbunden

Till skillnad från sjukvård, där behandlingsprotokoll och standardiserade medicinska åtgärder ofta gäller, är omsorgsarbete kontextberoende. Vad som är rätt i en situation kan vara fel i en annan.

En äldre person kan ha en god dag och vilja vara aktiv, medan en annan dag präglas av trötthet och oro. Att arbeta situationsbundet innebär att personalen kan läsa av signaler och anpassa sitt arbete därefter.

Kris- och larmhändelser kan förändra hela arbetsdagen. En fallolycka, en plötslig oro hos en boende eller en anhörig som är i behov av stöd kräver att personalen kan omprioritera snabbt.

Äldreomsorgstriangel

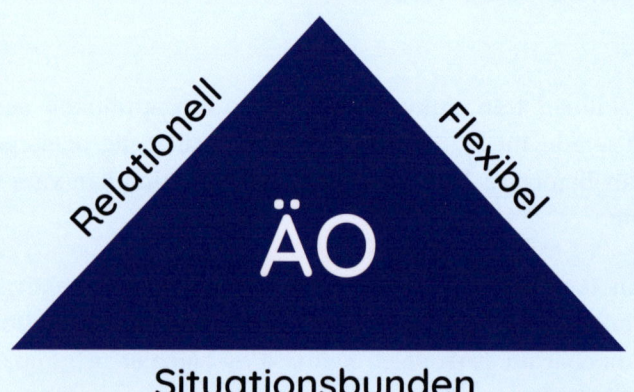

Vad betyder detta för organiseringen av äldreomsorgen?

När omsorgens kärna är relationell, flexibel och situationsbunden innebär det att den inte kan styras som en traditionell verksamhet baserad på NPM-modeller. Budgetar och schemaläggningar som bygger på minuttid och standardiserade uppgifter skapar en krock mellan hur omsorg faktiskt fungerar och hur den förväntas fungera i ett administrativt system.

Det betyder också att beslutsfattande och organisering måste ge utrymme för professionell autonomi. Undersköterskor och annan omsorgspersonal behöver få friheten att anpassa sitt arbete till situationen, snarare än att vara låsta i ett styrsystem som utgår från att alla omsorgsbehov ser likadana ut.

ORGANISATIONEN

Hur organiseras äldreomsorgen idag?

De flesta organisationer inom äldreomsorgen drivs av den offentliga sektorn, där kommunerna har huvudansvaret för att säkerställa att äldreomsorgen når de personer som har beviljats bistånd enligt socialtjänstlagen. Kommunerna är ytterst ansvariga för att planera, organisera och genomföra insatser som hemtjänst, särskilt boende, dagverksamhet och andra stödformer för äldre. Detta innebär att de inte bara utreder och fattar beslut om bistånd, utan också ser till att tjänsterna utförs antingen i egen regi eller genom privata utförare inom ramen för valfrihetssystemet enligt lagen om valfrihet (LOV). Kommunernas roll sträcker sig också till att följa upp och kvalitetssäkra de insatser som ges, för att säkerställa att de uppfyller de krav som ställs enligt lagstiftning och lokala riktlinjer. Samtidigt är äldreomsorgen starkt påverkad av politiska och ekonomiska beslut, där resurstilldelningen till verksamheterna påverkar både tillgången till vård och omsorg samt arbetsvillkoren för personalen som utför arbetet.

Hur finansieras äldreomsorgen?

Äldreomsorgen i Sverige finansieras huvudsakligen genom kommunalskatt, statsbidrag och i viss mån genom avgifter från de äldre själva. Kommunerna har det yttersta ansvaret för att organisera och finansiera äldreomsorgen, och en stor del av deras budget avsätts för att täcka kostnader för hemtjänst, särskilt boende och andra omsorgsinsatser. Staten bidrar med riktade statsbidrag och generella statsbidrag för att stödja kommunerna i deras arbete, men den exakta fördelningen av resurser varierar mellan kommunerna beroende på deras ekonomiska situation och politiska prioriteringar.

För den enskilde individen är äldreomsorgen subventionerad, men inte kostnadsfri. Kommunerna tar ut avgifter för omsorgsinsatser, där maxtaxa tillämpas enligt Socialtjänstlagen för att säkerställa att kostnaden inte blir orimligt hög. Avgiften beräknas utifrån individens inkomst, bostadskostnader och övriga ekonomiska förutsättningar. För 2024 ligger maxtaxan på 2 575 kronor per månad, vilket innebär att ingen ska behöva betala mer än detta belopp för insatser inom äldreomsorgen.

Hemtjänstavgiften beräknas individuellt och kan variera beroende på hur mycket hjälp som beviljats och den enskildes ekonomiska situation. För särskilt boende betalar individen en hyra för sin bostad, en omsorgsavgift samt en avgift för måltider, där kostnaderna kan variera beroende på kommunens taxa. En person med låg pension eller begränsade ekonomiska resurser har rätt till förbehållsbelopp, vilket säkerställer att individen har kvar en skälig levnadsstandard efter att avgifterna är betalda.

Trots att äldreomsorgen är offentligt finansierad innebär de individuella avgifterna en påtaglig kostnad för många äldre, särskilt för de som bor i särskilda boenden där utgifter för hyra och mat tillkommer utöver omsorgsavgiften. Kommunernas avgiftssystem är dock utformat för att undvika att äldre hamnar i ekonomiskt svåra situationer, vilket gör att de med lägre inkomster oftast betalar en lägre avgift.

Att få plats på SÄBO - särskilt boende

För att få plats på ett särskilt boende (SÄBO) måste en person ansöka om bistånd enligt Socialtjänstlagen (SoL), och ansökan prövas av kommunens biståndshandläggare.

Ansökan och utredning

Personen, eller en anhörig med fullmakt, lämnar in en formell ansökan till kommunen där behovet av särskilt boende beskrivs. Biståndshandläggaren gör därefter en utredning för att bedöma om personen uppfyller kriterierna för att beviljas en plats. Utredningen innefattar hembesök eller samtal där den äldres behov och livssituation kartläggs.

Bedömning och beslut

Kommunen beviljar plats på särskilt boende om personen anses ha så omfattande behov av omsorg och trygghet att insatser i hemmet, såsom hemtjänst eller trygghetslarm, inte längre är tillräckliga. Beslutet grundar sig på principen om skälig levnadsnivå enligt Socialtjänstlagen. Om personen inte anses uppfylla kriterierna kan ansökan avslås, och personen har då rätt att överklaga beslutet till förvaltningsrätten.

Tilldelning av plats

Om ansökan beviljas får personen en plats på ett boende som kommunen anvisar. Valmöjligheter kan finnas om kommunen har flera olika boenden, inklusive både kommunala och privata utförare inom ramen för Lagen om valfrihetssystem (LOV). Om ingen plats finns tillgänglig omedelbart får personen ställas i kö tills en lämplig plats erbjuds. Under väntetiden kan tillfälliga lösningar erbjudas, såsom korttidsboende.

Inflyttning och kostnader

När en plats erbjudits sker inflyttning, och den äldre betalar en avgift som består av tre delar: hyra för boenderummet/lägenheten, omsorgsavgift och avgift för mat. Avgifterna varierar beroende på kommunens taxor och personens inkomst, men en maxtaxa reglerar att avgiften inte får överstiga ett visst belopp.

Uppföljning och omprövning

Efter inflyttningen följs beslutet upp av biståndshandläggaren för att säkerställa att personen får rätt omsorg och att behovet fortfarande motsvarar insatsen. Vid förändrade behov kan omsorgsplanen justeras, exempelvis genom att öka personalinsatser eller anpassa hjälpmedel.

En ansökan om äldreomsorg kan se ut som på det här sättet

Ansökan om äldreomsorg

En person som behöver stöd inom äldreomsorgen (t.ex. hemtjänst, särskilt boende, ledsagning) kan själv eller via en anhörig ansöka om bistånd enligt Socialtjänstlagen (SoL). Ansökan kan göras skriftligt, muntligt eller via e-tjänster hos kommunen.

Utredning av behov – Biståndshandläggaren

Efter att ansökan inkommit blir personen tilldelad en biståndshandläggare, som gör en behovsutredning. Detta innebär:

- Hembesök eller möte: Handläggaren träffar personen i hemmet eller på annan plats för att få en helhetsbild av situationen.

- Bedömning av livssituation: Här utreds vad personen klarar själv, vilka svårigheter som finns och vilka insatser som behövs.

- Underlag och dokumentation: Handläggaren samlar information från exempelvis sjukvård, anhöriga och eventuella tidigare insatser.

Bedömning enligt Socialtjänstlagen

Handläggaren prövar ansökan utifrån Socialtjänstlagen (SoL) och kommunens riktlinjer. Detta innebär en bedömning av:

- Om personen har rätt till bistånd för att få en skälig levnadsnivå.

- Om det finns andra insatser (t.ex. hjälp från anhöriga) som kan tillgodose behovet.

- Hur omfattande insatsen ska vara och i vilken form (t.ex. antal timmar hemtjänst per vecka eller särskilt boende).

Beslut om bistånd

När utredningen är klar fattas ett formellt beslut om bistånd:

- Beviljat bistånd: Personen får beslut om vilken hjälp som beviljats, exempelvis hemtjänst, trygghetslarm eller särskilt boende.

- Avslag: Om biståndet avslås får personen en skriftlig motivering och information om hur beslutet kan överklagas.

Genomförande av insatsen

Om bistånd beviljas överlämnas beslutet till ansvarig utförare, exempelvis:

- Kommunal hemtjänst eller privat utförare inom Lagen om valfrihetssystem (LOV).

- Särskilt boende där en plats anvisas efter behov och tillgång.

- Anhörigstöd eller dagverksamhet om det är den insats som beviljats.

Uppföljning och omprövning

Beslutet följs upp kontinuerligt av biståndshandläggaren:

- Omprövning vid förändrat behov: Om personens hälsa försämras kan en ny bedömning göras.

- Synpunkter och klagomål: Personen kan vända sig till kommunen om insatsen inte fungerar som förväntat.

Hur bemannar man idag i Sverige?

Det finns inga exakta lagstadgade minimikrav för bemanning på äldreboenden i Sverige, men det finns riktlinjer, rekommendationer och krav som styr hur bemanningen bör se ut. Dessa riktlinjer kommer främst från Socialtjänstlagen (SoL), Socialstyrelsen, Inspektionen för vård och omsorg (IVO) samt forskningsbaserade rekommendationer.

Socialtjänstlagen (SoL) och ansvaret för bemanning

Enligt Socialtjänstlagen (SoL 3 kap. 3 §) ska äldreomsorgen hålla en god kvalitet och insatserna ska anpassas efter individens behov. Det innebär att varje kommun har ansvar för att säkerställa att bemanningen är tillräcklig för att uppnå en skälig levnadsnivå för de äldre.

Socialstyrelsens rekommendationer

Socialstyrelsen anger att bemanningen ska vara tillräcklig för att ge individanpassad omsorg och trygghet. 2020 presenterade myndigheten en rapport där de lyfte att:

- **Personcentrerad omsorg** kräver en bemanning där personalen har tillräckligt med tid att möta individens behov.

- **Dygnsbemanningen** måste anpassas efter de boendes behov, vilket betyder att nattbemanning särskilt ska beakta boendes trygghet och vårdbehov.

IVO:s tillsyn och krav på bemanning

Inspektionen för vård och omsorg (IVO) har identifierat brister i bemanning som en av de största riskerna inom äldreomsorgen. I granskningar har IVO pekat på att:

- **Brist på personal** kan leda till att äldre får vänta för länge på hjälp, vilket strider mot Socialtjänstlagen.

- **Ensamarbete på natten** på särskilda boenden kan innebära en risk för trygghet och säkerhet för både boende och personal.

- **Vissa kommuner** använder tidsstudier som beräknar hur lång tid en insats får ta, vilket kan leda till otillräckliga personalresurser.

IVO kan kräva att en kommun eller en privat aktör vidtar åtgärder om bemanningen bedöms vara för låg för att säkerställa en god och trygg omsorg.

Bemanningsmodeller och forskning

Det finns flera forskningsbaserade riktlinjer och rekommendationer som används för att bedöma lämplig bemanning:

- **Äldrecentrum i Stockholm rekommenderar** att bemanningen på demensboenden ligger på 1,0–1,1 undersköterska/vårdbiträde per boende och att det alltid ska finnas minst en personal på plats nattetid per enhet.

- **Internationell forskning visar** att bemanning bör anpassas efter de boendes funktionsnivå, där högre vårdtyngd kräver fler personalresurser för att kunna tillhandahålla omsorg.

- **Sveriges kommuner och regioner** (SKR) har tagit fram riktlinjer för heltid som norm, vilket påverkar schemaläggning och bemanningsnivåer.

Kommunala riktlinjer och lokala beslut

Varje kommun har egna riktlinjer för bemanning. Vissa kommuner anger minimibemanningsnivåer, medan andra utgår från behovsbedömningar.

- I vissa kommuner finns fastställda bemanningsnivåer för olika typer av boenden, exempelvis demensboenden jämfört med somatiska äldreboenden.

- Privata utförare kan ha olika bemanningsstrategier beroende på avtal med kommunen.

 Det finns alltså inga nationella minimikrav på bemanning, men Socialtjänstlagen, Socialstyrelsens rekommendationer och IVO:s tillsyn ställer krav på att bemanningen ska vara tillräcklig för att ge trygg och god omsorg. Kommuner har ett stort ansvar att anpassa bemanningen efter individuella behov, och forskning pekar på vikten av att ha tillräckligt med personal för att kunna erbjuda personcentrerad omsorg.

Vad finns det för organisationer av äldreomsorgen i Sverige?

Det finns flera organisationsmodeller för äldreomsorgen i Sverige, och de varierar beroende på kommunens styrning, lagstiftning och verksamhetsform. Nedan beskriver jag de vanligaste modellerna och deras egenskaper:

Kommunalt driven äldreomsorg (Traditionell hierarkisk modell)

Denna modell är den vanligaste i Sverige och innebär att äldreomsorgen organiseras direkt av kommunen.

- Kommunen har det fulla ansvaret för äldreomsorg enligt Socialtjänstlagen (SoL) och finansieras genom kommunalskatt samt statliga bidrag.

- Biståndshandläggare bedömer behov och beslutar om insatser.

- Verksamheten leds ofta genom en socialnämnd, en äldreomsorgschef och verksamhetschefer på olika enheter.

- Utförandet sker genom kommunal hemtjänst och särskilda boenden (SÄBO) med anställd personal inom undersköterskor, vårdbiträden och sjuksköterskor.

Fördelar: Stabil organisation, offentlig insyn och kontroll, möjlighet att anpassa efter lokala behov.

Nackdelar: Långsam beslutsväg, hög grad av byråkrati, risk för ineffektiv resursanvändning.

LOV-modellen (Lagen om valfrihetssystem)

Infördes 2009 och innebär att äldre kan välja mellan kommunala och privata utförare inom äldreomsorgen.

- Kommunen ansvarar för biståndsbeslut, men den äldre kan välja vem som ska utföra tjänsten.

- Privata företag och organisationer kan delta genom att ansluta sig till kommunens valfrihetssystem enligt LOV.

- Kommunen står för finansieringen och kvalitetskontrollen, medan utförandet kan ske av privata aktörer.

Fördelar: Ökad valfrihet för individen, konkurrens kan leda till förbättrad kvalitet, effektivare resursanvändning.

Nackdelar: Risk för ojämlik vård, svårare att styra kvaliteten, privata aktörer kan prioritera vinst över omsorg.

IOP-modellen (Idéburet Offentligt Partnerskap)

En samarbetsmodell där kommunen och ideella organisationer samarbetar kring äldreomsorg utan konkurrensutsättning.

- Bygger på icke-vinstdrivande aktörer som exempelvis Stadsmissionen, Röda Korset eller Bräcke Diakoni.

- Kan inkludera boenden, dagverksamhet och palliativ vård i ideell regi men med kommunalt stöd.

- Kommunen styr genom avtal och mål men ger de idéburna aktörerna större flexibilitet i utförandet.

Fördelar: Personcentrerad omsorg, långsiktigt samarbete, bygger på social hållbarhet.

Nackdelar: Mindre konkurrens, begränsad skala, kan vara beroende av politiska beslut.

NPM-modellen (New Public Management)

En marknadsorienterad styrningsmodell som använts i äldreomsorgen sedan 1990-talet.

- Verksamheten organiseras enligt effektivitetsmått, där resurser och omsorgsinsatser kvantifieras och styrs genom uppföljningsbara nyckeltal.

- Fokus på kontraktstyrning, prestationsbaserade ersättningar och konkurrensutsättning mellan kommunala och privata utförare.

- Omsorgspersonal får ofta schemalagda minuter per insats (exempelvis duschning = 20 min, måltid = 15 min).

Fördelar: Ekonomisk effektivitet, tydligare mål- och resultatstyrning.

Nackdelar: Risk att omsorgen blir för standardiserad och förlorar sin mänskliga aspekt, bristande flexibilitet.

TEAM-modellen (Tillitbaserad och decentraliserad modell)

En alternativ organisationsform som utvecklats för att ge undersköterskor och vårdbiträden större självbestämmande i det dagliga arbetet.

82

- Fokus på empowerment, där personalen får mer ansvar att anpassa insatserna efter de äldres behov istället för att följa rigida tidsmallar.

- Bygger på tillit och samarbete mellan personal och ledning istället för detaljstyrning.

- Infört i vissa kommuner som en lösning på bemanningsproblem och personalbrist.

Fördelar: Högre personalengagemang, bättre anpassad omsorg, färre onödiga administrativa krav.

Nackdelar: Kräver stark ledning och tydliga riktlinjer, risk för ojämn kvalitet mellan enheter.

Särskilt om TEAM – modellen

Organisationsmodellen är en av få inom äldreomsorgen som har visat sig bära en stark omsorgsfokusering. Här är en fördjupad beskrivning av dess positiva aspekter.

Omsorgsdriven organisationsform

TEAM-modellen bygger på tillit, autonomi och personcentrerad omsorg. Istället för att äldreomsorgen ska styras av detaljerade tidsmallar och standardiserade uppgifter, ges undersköterskor och vårdbiträden större ansvar och självbestämmande i sitt arbete. Modellen har utvecklats som en motreaktion till de styrningsmodeller där omsorgen reducerats till schemalagda minuter och administrativa kontrollsystem.

Högre omsorgskvalitet genom flexibilitet

I TEAM-modellen får personalen mer tid att anpassa insatserna efter den enskilda individens behov, snarare än att följa förutbestämda tidsramar. Det innebär att äldreomsorgen kan utformas mer personcentrerat, där det viktigaste inte är hur lång tid en insats tar, utan hur väl den möter den äldres behov. Undersköterskor och vårdbiträden får därmed möjlighet att skapa meningsfulla relationer till de äldre och kan agera proaktivt för att förbättra deras livskvalitet.

Stärkt arbetsmiljö och personalengagemang

Ett av de största problemen inom äldreomsorgen är den höga personalomsättningen och sjukfrånvaron. TEAM-modellen har visat att genom att öka personalens inflytande och handlingsutrymme, skapas större engagemang och arbetsglädje. Personalen känner sig lyssnad och respekterad i sitt yrkesutövande, vilket leder till lägre sjukfrånvaro, minskad stress och ökad trivsel. Eftersom personalen själva kan påverka sin arbetsdag, minskar också upplevelsen av att vara tidsstyrd och detaljkontrollerad.

Minskad administrativ börda – mer tid för omsorg

I traditionella modeller tar dokumentation och administration en stor del av personalens arbetstid, ofta på bekostnad av den faktiska omsorgen. TEAM-modellen ser till att förenkla och reducera onödig administration, vilket frigör tid som kan användas för mänsklig närvaro, samtal och sociala aktiviteter. Genom att prioritera det som verkligen gör skillnad i de äldres vardag, kan personalen lägga mer tid på att skapa meningsfulla och trygga miljöer.

Stärkt samverkan mellan yrkesgrupper

TEAM-modellen bygger på att beslut och ansvar fördelas närmare personalen. Istället för att ledningen styr i detalj, organiseras arbetet genom självständiga team där undersköterskor, vårdbiträden och sjuksköterskor samarbetar på ett mer jämlikt sätt. Det gör att kompetensen inom omsorgen lyfts fram och värdesätts, vilket stärker yrkesrollen för omsorgspersonal och minskar hierarkiska klyftor.

Viktiga aspekter om digitalisering

Omsorg är inte linjär eller standardiserad

- Till skillnad från medicinska insatser som kan beskrivas i checklistor och rutiner, är omsorg en relationell, flexibel och situationsbunden praktik.

- Ett omsorgsfullt samtal, att sitta bredvid någon i tystnad eller skapa trygghet genom kroppsspråk är lika viktigt som en dusch eller medicinutdelning – men det ryms sällan i de digitala systemen.

Digitalisering kan bli ett redskap för omsorg – men inte i nuvarande form

- System används idag som bevisföring av utförda insatser snarare än som stöd för att utveckla omsorgen.

- Om dessa system istället designades för att fånga upp och visualisera de kvalitativa aspekterna av omsorg, kunde de bidra till en mer helhetlig styrning och förståelse av verksamheten.

Vi måste definiera och operationalisera omsorg i dokumentationssystemen

- För att system ska kunna agera inom begreppen relationell, flexibel och situationsbunden omsorg, behöver vi skapa ramar som kan fånga dessa dimensioner utan att de reduceras till mekaniska mätpunkter.

Ekonomisk hållbarhet genom minskad sjukfrånvaro

Äldreomsorgen lider av ständiga bemanningsproblem och en hög kostnad för vikarier. Genom att skapa en stabil och engagerad arbetsstyrka minskar behovet av korttidsanställda och inhyrd personal. TEAM-modellen har i flera fall visat sig leda till minskade kostnader på sikt, eftersom högre arbetsglädje och delaktighet ger bättre kontinuitet i personalgruppen. Det innebär färre rekryteringar och mindre behov av att täcka upp för sjukfrånvaro.

En modell som stärker existentiella dimensioner

Till skillnad från andra modeller, som ofta prioriterar effektivitet och kvantifiering av insatser, lyfter TEAM-modellen fram omsorgens existentiella värden. Den ser de äldre som individer, inte

- Det handlar om att skifta fokus från enbart "vilka uppgifter har utförts" till "vilket omsorgsvärde har skapats".

Konkreta lösningar och förslag

- Inför funktioner i digitala system där personalen kan reflektera och beskriva omsorgskvalitet snarare än bara avprickning av moment.

- Använd AI och dataanalys för att identifiera mönster i omsorgsbehov, snarare än bara produktionsmått.

- Ge medarbetare och chefer möjlighet att gemensamt tolka data från systemen så att det leder till bättre verksamhetsstyrning istället för mer administration.

som "brukare" med en standardiserad vårdplan. TEAM-modellen främjar en omsorgskultur där empati, närvaro och trygghet står i centrum, och där relationen mellan den äldre och omsorgspersonalen är kärnan i verksamheten.

Digitaliseringsprocesser och digitalt dokumentation

Digitaliseringen inom äldreomsorgen har i allt större utsträckning formats utifrån en logik hämtad från hälso- och sjukvården, där mätbarhet och instrumentalisering är centrala verktyg. Problemet uppstår när dessa system implementeras i en verksamhet som i grunden bygger på relationell och situationsbunden omsorg. Omsorg handlar inte om att utföra uppdrag i en förutbestämd ordning, utan om att vara närvarande, lyhörd och anpassa insatserna efter den äldres behov i stunden. När digitala dokumentationssystem istället utformas för att styra personalens arbete utifrån schemalagda uppdrag, riskerar de att skapa en förenklad bild av omsorgen som en serie av tekniskt utförda moment snarare än som en helhetsprocess.

Dessa system tenderar att prioritera det som är lätt att kvantifiera: tidpunkter, insatsernas längd och antal genomförda moment. Det innebär att dokumentationen blir inriktad på att bekräfta att ett arbete har utförts snarare än att fånga den omsorgskvalitet som har uppstått i mötet mellan personal och äldre. Exempelvis registreras det när någon har fått hjälp att klä på sig eller fått en måltid serverad, men inte hur interaktionen såg ut, om personen kände sig trygg, om personalen behövde avleda oro eller skapa en känsla av sammanhang. Detta är ett direkt resultat av en HSL-inspirerad syn på styrning, där det som inte är mätbart tenderar att osynliggöras.

Ett konkret exempel på detta är hur digitala system organiserar morgonrutiner. Systemen bygger ofta på att alla äldre i ett boende ska ha fått sin morgonhjälp inom en viss tidsram, vilket innebär att arbetet planeras utifrån en teoretisk schemaläggning snarare än verklighetens dynamiska behov. I praktiken fungerar det inte så. Vissa äldre vaknar tidigare och behöver hjälp direkt, andra kan vänta eller har helt andra behov än vad schemat förutspår. Omsorg handlar om att läsa av situationen, bedöma vem som behöver hjälp först och anpassa insatserna efter det. När systemen istället bygger på uppdragsstyrning skapas en motsättning mellan den logik som personalen arbetar efter och den styrning som systemen föreskriver.

Denna konflikt skapar en upplevelse av att systemet snarare kontrollerar än stödjer omsorgen. Undersköterskorna vet av erfarenhet att det mest effektiva sättet att arbeta är att prioritera utifrån de äldres dagsform, men när de tvingas in i en struktur som inte tar hänsyn till detta uppstår en stress mellan systemets krav och yrkeskårens professionella omdöme. Omsorgen reduceras därmed till ett administrativt format, där det viktigaste är att kunna visa att arbetet är gjort snarare än att det är gjort på rätt sätt.

Det vi behöver är digitala system som förstår och stödjer den relationella, flexibla och situationsstyrda naturen hos omsorgsarbetet. Istället för att skapa uppdrag i förväg borde systemen vara utformade för att i efterhand fånga vad som faktiskt har skett. På så sätt skulle dokumentationen spegla den verkliga omsorgen snarare än en förutbestämd modell av hur omsorg borde se ut. Vi måste omforma systemen så att de fungerar som verktyg för personalens professionella bedömningar, inte som kontrollinstanser som prioriterar kvantitet över kvalitet.

Bemanningsmodeller och kvottänk

Vad innebär det när personalbrist gör att "endast" omvårdnaden återstår?

Det är en chimär att påstå att vi saknar ekonomiska förutsättningar för att bemanna äldreomsorgen på ett sätt som säkerställer god kvalitet. Det åtagande vi en gång antog byggde på en vision om ett rättvist samhälle, där vi genom skatter och välfärdssystem skulle garantera omsorg från barndom till ålderdom. Generationer av svenskar har arbetat och betalat skatt med den förväntan att samhället ska uppfylla detta löfte. Vi har lagstiftat om äldreomsorg med en tydlig ambition att skapa trygghet och värdighet för våra äldre.

Trots detta ser vi nu en utveckling där kommun efter kommun skär ner på bemanningen med hänvisning till ekonomiska restriktioner. Effektiviseringskraven har lett till en situation där många äldreboenden i Sverige har reducerat sin personalstyrka till en nivå där verksamheten balanserar på bristningsgränsen. Socialstyrelsen och Sveriges Kommuner och Regioner (SKR) har varnat för att vi närmar oss en "tipping point" – en punkt där vi inte längre kan tala om säkerhet och trygghet om vi inte radikalt omvärderar bemanningsstrategierna.

Konsekvensen av denna utveckling är att äldreomsorgen i många fall har reducerats till en passiv förvaring, där de äldre snarare väntar på döden än får leva sina sista år med värdighet.

Grundläggande bemanning

$$\text{Bemanningskvot} = \frac{\text{Antal årsarbetare}}{\text{Antal boendeplatser}}$$

- **Årsarbetare** innebär antalet heltidsanställda (omräknat så att deltider och frånvaro vägs in).

- **Boendeplatser** är det faktiska antalet platser på ett särskilt boende (SÄBO).

Exempel: Om ett demensboende har 10 årsarbetare och 20 boendeplatser:

$$\frac{10}{20} = 0,5$$

Det innebär att det i snitt finns 0,5 personal per boendeplats – alltså en personal på två boende.

Observera!

Ekvationen visar bara en matematisk fördelning av resurser – inte något om omsorgens kvalitet eller individens behov. Trots detta används den ofta som ett normerande mått. Som om en plats med 0,5 i kvot skulle vara "tillräckligt bemannad", oavsett om där bor en äldre med omfattande BPSD-symptom eller en självständig person med lindrig demens.

För personalen är detta en smärtsam insikt. De ser hur deras yrkesroll förändras från att vara omsorgsgivare till att bli utförare av ett minimalt vårdpaket. När personalresurserna skärs ner till det yttersta, blir det som återstår en strikt medicinsk vårdmodell: Hälso- och sjukvårdslagen (HSL) styr arbetet, där hygien, nutrition och medicinska insatser prioriteras.

Det som däremot går förlorat är omsorgen i dess djupare bemärkelse – den som är relationell, flexibel och situationsbunden. De existentiella och sociala dimensionerna av omsorg – samtalen, den emotionella närvaron, tiden att verkligen se individen – har skalats bort. Personalens arbete reduceras till att upprätthålla liv snarare än att skapa livskvalitet.

Det är hög tid att vi ställer oss frågan: Vilket samhälle vill vi ha? Ska äldreomsorgen vara en plats där människor får avsluta sina liv i värdighet, eller en plats där de endast överlever på lägsta möjliga nivå?

Om vi menar allvar med att äldreomsorgen ska vara något mer än en vårdinrättning, måste vi se bemanningsfrågan som en existentiell och etisk fråga – inte bara en ekonomisk kalkyl.

Förskjutningen, vad hände?

Ekonomisk styrning och kvantifieringens paradox

Ett av de största problemen som ekonomisk styrning har fört med sig inom äldreomsorgen är försöken att kvantifiera omsorg som om det vore en produkt eller en vara. Omsorg är en komplex och individualiserad process, där varje insats bygger på den enskildes behov, dagsform och relation till personalen. Trots detta har verksamheten hamnat i en situation där man försöker rama in omsorgsarbetet i mätbara och ekonomiskt styrda enheter.

Denna utveckling innebär att man kvantifierar uppgifter såsom en duschning, en matning eller en promenad, men dessa mått säger ingenting om hur lång tid dessa uppdrag faktiskt tar i anspråk. En duschning för en rörlig äldre kan ta tio minuter, medan den kan kräva trettio minuter och två personal för en äldre med avancerade vårdbehov. Problemet uppstår när kvantifieringen blir en norm för hur resurser fördelas, snarare än en flexibel förståelse av vad som behövs i varje enskild situation.

Det medicinska systemets sätt att mäta och dimensionera insatser, där exempelvis operationer kan tidsättas och effektiviseras, har gradvis smugit sig in i äldreomsorgen som en lösning på ekonomisk dimensionering. Men till skillnad från en kirurgisk procedur, där momenten är relativt standardiserade, är omsorgsarbete dynamiskt och situationsberoende. När äldreomsorgen anammar ett sådant system innebär det att omsorgspersonalen pressas in i en ekonomiskt styrd ram där varje moment får en förutbestämd tidsåtgång – ett antagande som ofta saknar förankring i verkligheten.

Detta leder till en fundamental konflikt: Hur kan vi upprätthålla en individualiserad omsorgsprocess om varje uppgift redan har en i förväg bestämd kostnad och tidsåtgång? När omsorgen reduceras till mätbara enheter prioriteras kvantitet framför kvalitet, och det som inte kan mätas – såsom mänsklig närvaro, samtal och empati – riskerar att försvinna ur ekvationen.

Denna utveckling har bidragit till en verklighet där omsorgens egentliga värde allt oftare definieras utifrån ekonomiska ramar snarare än faktiska behov. Personalens professionella omdöme ersätts av schemalagda minuter, vilket gör det svårare att anpassa insatserna efter individens faktiska behov. Konsekvensen blir att äldreomsorgen allt mer präglas av ett system där människan anpassas till ekonomin – istället för att ekonomin anpassas till människan.

När effektivisering urholkar omsorgen

Kommunernas ansträngda ekonomi har lett till att budgetstyrning blivit en dominerande faktor inom äldreomsorgen. Utifrån föreställningen att det finns effektiviseringsvinster att göra har äldreomsorgen format sin organisation efter modeller hämtade från New Public Management (NPM) och industriella effektiviseringsprinciper. Problemet är att dessa modeller bygger på standardisering, kvantifierbarhet och kostnadsoptimering – principer som fungerar i varuproduktion men är svåra att applicera på en verksamhet där omsorgens kärna är relationell, flexibel och situationsbunden.

Omsorgen om äldre har haft svårt att hävda sin egen organisationsform och fastnat i en ekonomisk styrmodell där kostnadseffektivitet ofta prioriteras framför kvalitativa värden. Visionen om den individualiserade omsorgstjänsten har i många fall stannat vid ritbordet. Samtidigt har personal inom äldreomsorgen, genom sin yrkesetik och professionella integritet, försökt motverka denna utveckling. De har strävat efter att ge en värdig omsorg, trots att verksamheten pressats av ekonomiska ramar som inte tar höjd för de behov som faktiskt finns.

Det är tydligt att omsorgsperspektivet ofta saknas i de budgetar som beslutas. Det är inte ovanligt att man i planeringen underlåter att budgetera för arbetsmoment som kräver dubbelbemanning, trots att försämrade hälsotillstånd hos äldre ofta gör detta nödvändigt. Likaså lämnas larmuppdrag och akuta insatser utanför planeringen, trots att sådana situationer är en naturlig del av omsorgsarbetet. Resultatet blir att verksamheten redan från början är underfinansierad, vilket skapar budgetunderskott som i sin tur leder till ytterligare krav på besparingar.

För att bryta denna utveckling krävs en ny förståelse för äldreomsorgens särart. Omsorg kan inte reduceras till en uppsättning schemalagda arbetsmoment utan att det påverkar kvaliteten negativt. Det behövs en styrmodell som utgår från omsorgens egna behov, snarare än att applicera effektivitetsmodeller från industrin.

En möjlig väg framåt är att synliggöra den ekonomiska paradoxen i dagens äldreomsorg: att besparingar ofta leder till ökade kostnader på sikt genom försämrad arbetsmiljö, fler sjukskrivningar och ett tyngre vårdbehov hos äldre. Samtidigt måste det politiska samtalet om äldreomsorg förändras – det räcker inte att diskutera omsorg i ekonomiska termer utan att inkludera de existentiella och sociala värden som omsorgen är byggd på. Det är här alternativa organisationsmodeller, såsom TEAM-modellen, kan spela en avgörande roll.

Om äldreomsorgen ska fungera långsiktigt krävs en organisering som erkänner att omsorg inte är en produktionstjänst utan en social praktik. Politiker och beslutsfattare behöver förstå att äldreomsorgen måste få dimensioneras utifrån sina faktiska behov och inte utifrån en abstrakt effektiviseringslogik. Annars kommer vi att fortsätta på en väg där omsorgen reduceras till minuttid och budgetposter – med allt större konsekvenser för både de äldre och de som arbetar med att ge dem omsorg.

Äldreomsorgens förskjutning: När vård tar över omsorgen

En förändrad verklighet inom äldre- omsorgen

Äldreomsorgen i Sverige befinner sig i en tydlig förskjutning. Trots att verksamheten regleras av Socialtjänstlagen (SoL), där omsorg, trygghet och social samvaro är centrala element, har en allt större del av arbetet kommit att kopplas till Hälso- och sjukvårdslagen (HSL). I praktiken innebär detta att äldreomsorgen i allt högre grad präglas av medicinska vårdinsatser, snarare än av social omsorg.

Denna förändring kan spåras till flera faktorer. En av de mest påtagliga är att äldre söker sig till omsorgen först när de redan har omfattande vårdbehov. De bor kvar i sina hem längre än tidigare, ofta med stöd av hemtjänst, men utan att flytta till särskilt boende förrän de har drabbats av kraftig funktionsnedsättning eller demenssjukdom. Konsekvensen blir att äldreomsorgen allt oftare möter en målgrupp som inte längre speglar den ursprungliga idén om äldreomsorg – utan snarare behovet av avancerad vård.

Delegationsärenden som indikator på förskjutningen

I analys av äldreomsorgens arbetssituation har delegationsärenden blivit en tydlig indikator på denna förändring. Delegationsbeslut, där hälso- och sjukvårdspersonal överlåter vissa medicinska arbetsuppgifter till omsorgspersonal, har ökat markant. Detta innebär att undersköterskor och vårdbiträden i äldreomsorgen i allt större utsträckning utför insatser som egentligen ligger under HSL, såsom läkemedelshantering, såromläggning och avancerad vårddokumentation.

Om vi ser till historien var äldreomsorgen tidigare inriktad på att skapa en trygg och stimulerande vardag för äldre, med fokus på socialt umgänge, aktivering och livskvalitet. I dag upptas en stor del av personalens tid av medicinska arbetsuppgifter, vilket riskerar att tränga undan omsorgens sociala dimensioner.

Demens – en nyckelfaktor bakom förändringen

En annan viktig aspekt av denna förskjutning är den ökande andelen äldre med demenssjukdom. Demens kräver omfattande vårdinsatser, tillsyn och specialiserad kompetens, vilket ytterligare förstärker den medicinska prägeln på äldreomsorgen. Socialstyrelsens rapporter visar att demenssjukdomar nu utgör en dominerande diagnos inom särskilda boenden. Samtidigt är bemanningen inom äldreomsorgen ofta anpassad för en annan typ av vårdbehov, där personalen förväntas arbeta utifrån omsorgsperspektivet snarare än det medicinska.

Detta leder till en kollision mellan ambitionen att bedriva en socialt inriktad äldreomsorg och den faktiska målgruppen, som allt oftare kräver vård snarare än omsorg. Resultatet blir att personalen arbetar i ett system som inte är dimensionerat för de vårdinsatser som krävs, vilket ökar arbetsbelastningen och stressen inom äldreomsorgen.

Fel ambition – fel målgrupp?

Det är här vi når en kärnfråga: har äldreomsorgen rätt ambition men fel målgrupp? Den svenska äldreomsorgen är fortfarande utformad utifrån idén om att skapa ett gott liv för äldre genom socialt stöd och trygghet, men i praktiken möter den en allt sjukare målgrupp som snarare skulle behöva en vårdmodell.

Detta betyder inte att ambitionen är fel – snarare att vi behöver anpassa systemet efter verkligheten. Om äldreomsorgen ska hantera en patientgrupp med allt mer komplexa vårdbehov, måste den ges rätt resurser och rätt kompetens för att göra det på ett hållbart sätt.

Hur kan vi möta denna förändring?

Det finns flera vägar framåt för att hantera denna förskjutning på ett sätt som inte underminerar omsorgens grundläggande värden:

Erkänna förändringen

Vi måste sluta låtsas att äldreomsorgen fortfarande är en socialt orienterad verksamhet i första hand. Den har redan i praktiken blivit en vårdverksamhet, men utan de resurser och strukturer som krävs för att hantera detta.

Ompröva bemanning och kompetenskrav

Det krävs en anpassning av bemanningen där fler medicinskt utbildade personer finns inom äldreomsorgen. Sjuksköterskor och specialistutbildade undersköterskor måste ges större utrymme, samtidigt som omsorgspersonalens roll stärks i den sociala dimensionen.

Skapa en hybridmodell mellan omsorg och vård

Snarare än att se äldreomsorg som antingen socialtjänst eller hälso- och sjukvård, kan vi utveckla en modell där båda perspektiven integreras. Det kan innebära att äldreboenden organiseras annorlunda, där vissa avdelningar är mer inriktade på vård medan andra fokuserar på social omsorg.

Tidigare insatser för att förhindra vårdtunga behov

Om äldre får stöd i ett tidigare skede, innan de når en punkt där de endast kan tas om hand inom en vårdtung äldreomsorg, kan vi minska trycket på särskilda boenden. Det kan innebära en utbyggnad av förebyggande insatser inom hemtjänst och primärvård.

Omformulera uppdraget politiskt

Politiker och beslutsfattare behöver inse att äldreomsorgens roll har förändrats och att systemet måste anpassas därefter. Det behövs en tydligare styrning som tar hänsyn till den förändrade målgruppen och de faktiska behoven.

Den förändring vi ser i äldreomsorgen är inte en tillfällig avvikelse, utan en strukturell förskjutning som kräver en genomgripande omvärdering av hur äldreomsorg organiseras och finansieras. Vi står vid en brytpunkt där vi måste välja mellan att fortsätta med en underfinansierad modell som försöker vara något den inte längre är – eller anpassa omsorgen till de behov som faktiskt finns.

Ska äldreomsorgen vara omsorg eller vård? Svaret är att den just nu behöver vara båda – men på rätt sätt.

Yrkesmässig dimension

Yrkescetrismens ökade inflytande har resulterat i att sjuksköter-skor, läkare och medicinska professioner får tolkningsföreträde i äldreomsorgen, medan undersköterskor och vårdbiträden – som ofta har den dagliga kontakten med de äldre – marginaliseras. Detta har skapat en obalans där de existentiella och sociala aspekterna av omsorgen får allt mindre utrymme.

Vad är yrkescentrism? En begreppsdefinition och dess relevans i äldreomsorgen

Definition av yrkescentrism

Yrkescentrism är en organisations- och maktstruktur där en specifik yrkesgrupp ges tolkningsföreträde och dominerar besluts-fattandet, ofta på bekostnad av andra yrkesgrupper inom samma verksamhet. Det innebär att vissa professioner får större inflytande över arbetssätt, riktlinjer och mål, medan andra yrkesgrupper – trots sin direkta erfarenhet och kompetens – marginaliseras i vikti-ga beslutsprocesser.

Inom äldreomsorgen innebär yrkescentrism att medicinska professioner, såsom läkare och sjuksköterskor, ofta får en domine-rande roll i att definiera verksamhetens prioriteringar. Samtidigt ges undersköterskor och vårdbiträden, som arbetar närmast de äldre och har den dagliga relationen med dem, en mer utförande roll utan motsvarande inflytande över hur omsorgen organiseras.

Yrkescentrismens teoretiska ursprung

Begreppet yrkescentrism har sin grund i sociologiska studier av professionalisering och makt i organisationer. En central referenspunkt är forskningen om professioners maktstrukturer, där vissa yrkesgrupper etablerar en högre status genom monopol på specialiserad kunskap och legitimitet i beslutsfattande. Sociologen Andrew Abbott beskriver detta i sin teori om "jurisdictions" (yrkesdomäner), där yrkesgrupper konkurrerar om tolkningsföreträde inom olika arbetsfält.

I en vårdkontext har forskare som Freidson (1970, 1986) lyft fram hur den medicinska professionen genom professionaliseringsprocesser skapar en hierarkisk struktur där medicinska kunskaper och normer får en överordnad ställning, även i verksamheter där andra perspektiv borde vara lika viktiga. Detta har varit tydligt i hälso- och sjukvården, men samma logik präglar i allt högre grad även äldreomsorgen.

Begreppet yrkescentrism kan också kopplas till Weberiansk byråkrati, där auktoritet och hierarki organiseras utifrån formella yrkesroller och expertis snarare än situationsbunden erfarenhet och praktik. Inom äldreomsorgen har detta lett till att medicinska professioner formar verksamhetens strukturer och prioriteringar, även i frågor som traditionellt har tillhört omsorgens domän.

Hur begreppet används i äldreomsorgen

Begreppet yrkescentrism kan användas för att analysera en specifik förändring i äldreomsorgen: förskjutningen från en omsorgs-

Yrkescentrismen förändrar äldreomsorgen

Tolkningsföreträde för medicinska yrken

• I takt med att äldreomsorgen alltmer präglas av hälso- och sjukvårdslagen (HSL) snarare än socialtjänstlagen (SoL), får medicinska professioner ett starkare inflytande över beslutsfattandet.

• Sjuksköterskor och läkare har ofta det slutgiltiga ordet i bedömningar av de äldres tillstånd, trots att undersköterskor och vårdbiträden tillbringar betydligt mer tid med de äldre och har en djupare förståelse för deras vardagliga behov.

• Det finns en hierarkisk struktur där medicinsk expertis automatiskt väger tyngre än omsorgskompetens, även i frågor där omsorgsperspektivet borde vara det dominerande.

Marginalisering av undersköterskor och vårdbiträden

• Undersköterskor och vårdbiträden utför majoriteten av det direkta omsorgsarbetet men får sällan gehör för sina observationer och erfarenheter.

• I många fall tar sjuksköterskor och läkare beslut baserat på korta möten eller journaluppgifter, medan undersköterskornas löpande kunskap om den äldres välmående inte värderas på samma nivå.

• Yrkescentrismen skapar en paradox där den personal som har mest insikt i den äldres dagliga liv hamnar längst ner i beslutshierarkin.

Förlorat fokus på existentiella och sociala behov

• När medicinska bedömningar får styra äldreomsorgen ökar risken för att existentiella och sociala aspekter hamnar i skymundan.

• Samtal, närhet, livskvalitet och individanpassade omsorgsinsatser prioriteras bort till förmån för medicinsk dokumentation, läkemedelshantering och mätbara vårdinsatser.

modell till en vårddominerad struktur där medicinska professioner tar över beslutsfattandet.

Detta perspektiv lyfter fram tre centrala aspekter av yrkescentrismen i äldreomsorgen.

• Omsorgsarbetet blir mer inriktat på att hantera symtom och diagnoser än på att skapa en meningsfull vardag för de äldre.

Yrkescentrismens strukturella konsekvenser

• Rekryteringen av socialchefer med bakgrund inom sjukvården har förstärkt denna förskjutning, då många chefer ser äldreomsorgen genom en medicinsk lins snarare än en omsorgsbaserad.

• Dokumentationssystem och kvalitetsuppföljningar är ofta utformade med fokus på vård och hälsa snarare än på sociala och existentiella värden.

• Det finns en risk att äldreomsorgen förlorar sin unika funktion och istället blir en förlängning av sjukvården, där omsorg reduceras till en teknisk vårdtjänst snarare än en helhetsskapande verksamhet.

Hierarkisk obalans

Sjuksköterskor och läkare har en strukturell position där deras bedömningar väger tyngre än omsorgspersonalens observationer, trots att undersköterskor och vårdbiträden har den mest kontinuerliga kontakten med de äldre.

Medicinska rutiner och dokumentationskrav prioriteras framför individanpassad omsorg, vilket minskar personalens handlingsutrymme att möta de äldres sociala och existentiella behov.

Normförskjutning från omsorg till vård

I takt med att äldreomsorgen allt mer kopplas till Hälso- och sjukvårdslagen (HSL) snarare än Socialtjänstlagen (SoL), förändras perspektivet på vad äldreomsorg ska vara. I praktiken innebär detta att omsorgspersonalens uppdrag alltmer definieras i medicinska termer, snarare än i termer av livskvalitet, social samvaro och trygghet.

Professionalisering på bekostnad av erfarenhetsbaserad kunskap

Undersköterskor och vårdbiträden besitter en tyst kunskap om de äldre som bygger på daglig närvaro och relationer. Denna kunskap blir dock alltmer marginaliserad när beslutsfattande flyttas uppåt i hierarkin. – Istället för att låta omsorgspersonalens erfarenheter styra verksamheten, baseras beslut på distanserad medicinsk bedömning och byråkratiska styrmodeller.

Varför är detta relevant nu?

Yrkescentrismen i äldreomsorgen är en del av en större förändring där vårdlogik gradvis tar över omsorgslogik. Detta syns i hur resurser fördelas, hur verksamheter styrs och hur personalens roller definieras.

Den centrala frågan är: Blir äldreomsorgen bättre av att en yrkesgrupp får tolkningsföreträde över andra, eller leder detta till en obalans där sociala och existentiella behov nedprioriteras?

Om äldreomsorgens unika funktion ska bevaras, krävs en omvärdering av vem som får definiera kvaliteten i verksamheten. En lösning kan vara att skapa nya samverkansmodeller där omsorgs- och vårdkompetens ges lika värde och undersköterskor får en stärkt yrkesroll inom organisationen

Hur kan vi motverka denna utveckling?

Stärka undersköterskors och vårdbiträdens yrkesroll

Undersköterskornas och vårdbiträdenas expertis måste erkännas som en avgörande del av äldreomsorgen. Deras observationer och kunskap om de äldres välbefinnande bör ha en central roll i beslutsprocesser.

Det behövs fler organisationsmodeller där undersköterskor får större ansvar och beslutsmandat inom sina kompetensområden, snarare än att vara underordnade sjuksköterskor i allt.

Ompröva vad äldreomsorg ska vara

Om äldreomsorgens huvuduppdrag fortfarande är att skapa trygghet, livskvalitet och social samvaro, måste organisationen spegla detta. Det innebär att medicinsk vård bör vara en stödjande funktion snarare än en styrande kraft.

En tydligare distinktion mellan äldreomsorg och sjukvård kan behövas för att säkerställa att omsorgen inte reduceras till enbart medicinska insatser.

Balansera makten mellan professionerna

Istället för att låta en yrkesgrupp dominera, borde äldreomsorgen ha en mer interprofessionell samverkan där varje yrkesroll respekteras utifrån sin specifika kompetens.

Hierarkier behöver utmanas genom att skapa nya arbetssätt där undersköterskor och vårdbiträden ges en starkare röst i verksamhetsutveckling och vårdplanering.

Skapa en ny syn på kvalitet i äldreomsorgen

Många kvalitetsmått i äldreomsorgen baseras på medicinska data snarare än på upplevelser av omsorg. Vi behöver metoder för att mäta livskvalitet, social samvaro och existentiellt välbefinnande.

Omsorgens värden måste bli lika viktiga som medicinska resultat när äldreomsorgens kvalitet utvärderas och utvecklas.

Vad krävs?

Yrkescentrismens inflytande i äldreomsorgen har förändrat verksamhetens fokus. Den traditionella omsorgsmodellen har alltmer ersatts av en vårdmodell där sjuksköterskor och läkare får tolkningsföreträde, medan undersköterskor och vårdbiträden marginaliseras. Detta har lett till en obalans där sociala och existentiella aspekter får mindre utrymme, trots att de är centrala för de äldres livskvalitet.

För att återställa balansen krävs en omvärdering av äldreomsorgens struktur och styrning. Det är dags att ge undersköterskor och vårdbiträden den roll och det inflytande de förtjänar – inte som en utförande yrkesgrupp underordnad sjukvården, utan som en central del av äldreomsorgens kärnuppdrag

Dokumentationssystem och styrning

Digitala dokumentationssystem och styrningsmodeller inspirerade av New Public Management (NPM) har skapat en skenbar ordning i välfärdssektorn, inte minst inom äldreomsorgen. Dessa system bygger på en föreställning om att verksamheten kan effektiviseras genom standardiserade processer, tydliga mål och mätbara resultat. I praktiken leder det dock ofta till att personalen får lägga mer tid på administrativt arbete än på omsorg, vilket förskjuter fokus från människor till siffror och rapporter.

Systemens illusion av kontroll

Det råder en utbredd föreställning om att digitala system inom äldreomsorgen ska leda till ökad effektivitet, tydligare styrning och en mer strukturerad verksamhet. Kommuner investerar och inför dessa system i hopp om att de ska skapa ordning och ge en förbättrad överblick över verksamheten. Förväntningarna är att teknikens närvaro ska ersätta vissa manuella processer, minska den administrativa bördan och samtidigt ge chefer och beslutsfattare en känsla av kontroll över hur resurser används.

Men det som ofta förbises i denna strävan efter digitalisering är hur dessa system i praktiken påverkar det dagliga arbetet för dem som är närmast de äldre – undersköterskorna och omsorgspersonalen. I stället för att bli ett stöd i verksamheten, tenderar systemen att skapa en ny typ av administrativt arbete, där fokus hamnar på att registrera, dokumentera och uppfylla formella krav snarare än på den direkta omsorgen. Många digitala system är konstruerade med en logik som prioriterar mätbarhet och kontroll, snarare än den verklighet som omsorgsarbetare möter i sitt dagliga arbete.

En central fråga i detta är hur vi definierar effektivitet. Ur ett ledningsperspektiv kan effektivitet handla om att säkerställa att varje arbetsmoment registreras, att rapporter enkelt kan sammanställas och att insatser kan följas upp utifrån siffror och diagram. Men ur ett omsorgsperspektiv handlar effektivitet snarare om att skapa trygghet, relationer och närvaro – aspekter som sällan fångas upp av de digitala systemen. När administrationen växer på bekostnad av den tid som skulle kunna ägnas åt de äldre, skapas en paradox där systemen som skulle underlätta i stället blir en belastning.

Det digitala skiftet inom äldreomsorgen drivs ofta av en vilja att standardisera och förenkla, men riskerar att leda till en stelbenthet där det mänskliga omdömet får mindre utrymme. Omsorgsarbetet är till sin natur situationsberoende, där relationer och intuition spelar en avgörande roll för att kunna ge individanpassad vård. När det administrativa trycket ökar och systemens logik blir styrande, kan personalen uppleva att de arbetar mer för att uppfylla systemets krav än för att faktiskt ge omsorg.

Denna utveckling är en del av en större rörelse där omsorgen alltmer närmar sig en vårdlogik, där kvantifierbara mått blir styrande. Digitala system förstärker denna tendens genom att premiera det som är mätbart och nedskrivet, snarare än det som är kvalitativt och relationellt. En äldre persons upplevelse av trygghet, en meningsfull stund av samtal eller en anpassad insats i stunden är svåra att fånga i systemens kategorier – och just därför riskerar de att få en undanskymd roll i resursfördelningen.

Det vi står inför är alltså en grundläggande fråga om vilket värde vi tillskriver omsorgen och hur vi ser på relationen mellan kontroll och kvalitet. Om vi fortsätter att bygga system där kontroll uppnås genom registrering och rapportering, riskerar vi att förlora det som utgör kärnan i omsorgsarbetet. Det är en utveckling där systemen lovar ordning och struktur, men där denna kontroll ofta är en illusion – för om vi inte förstår de verkliga behoven i verksamheten, spelar det ingen roll hur väl vi kan mäta och registrera.

Utgå från omsorgens logik, inte enbart vårdens

För att dokumentationssystem verkligen ska vara användbara och bidra till en bättre äldreomsorg måste de uppfylla vissa grundläggande kriterier.

Många digitala system i äldreomsorgen är baserade på sjukvårdens behov av dokumentation, vilket leder till att de fokuserar på medicinska åtgärder snarare än på den sociala och existentiella omsorgen. Ett bra dokumentationssystem måste därför spegla hela omsorgsbehovet – inte bara de mätbara insatserna.

Exempel:

*   Istället för att enbart registrera händelser som "matintag", "medicinering" eller "hygienrutiner" bör systemet också ge möjlighet att dokumentera sociala interaktioner, stämningslägen och välbefinnande.

*   En digital loggbok där personalen kan skriva korta, fria anteckningar om en boendes dagsform kan ge en mer helhetsbaserad bild av omsorgsbehovet än strikt kategoriserade rutor.

Enkelt och smidigt att använda i vardagen

Omsorgsarbetare har begränsad tid och ska inte behöva ägna merparten av sitt skift åt att fylla i formulär. Ett effektivt dokumentationssystem måste vara intuitivt och snabbnavigerat, så att registrering av händelser kan ske på ett smidigt sätt utan att ta tid från den direkta omsorgen.

Exempel:

- Röststyrd dokumentation där personalen kan diktera observationer direkt via en mobil enhet eller ett headset istället för att skriva långa texter.

- Standardiserade mallar med smarta autofyllningsfunktioner, där omsorgsgivaren snabbt kan välja relevanta insatser istället för att manuellt fylla i upprepade uppgifter.

- Möjlighet att dokumentera i realtid utan att behöva lämna den äldre för att gå till en dator.

Stödja teamarbete och kontinuitet

Omsorg är en relationell verksamhet där den kontinuerliga kunskapen om en individ är avgörande för att kunna ge rätt insatser. Ett bra system bör därför underlätta informationsdelning mellan medarbetare utan att översvämma dem med irrelevant information.

Exempel:

- En översiktssida för varje boende där det viktigaste som skett under senaste dygnet summeras, istället för att personalen måste bläddra genom långa loggar.

- Möjlighet att markera viktiga observationer så att de inte försvinner i mängden.

- En "sammanfattningsvy" där personalen snabbt kan få en överblick över förändringar i en boendes tillstånd utan att behöva läsa långa journalanteckningar.

Flexibla system som stödjer professionellt omdöme

Digitala system ska inte styra omsorgsarbetet genom att enbart tillåta vissa typer av insatser att registreras. Det måste finnas utrymme för personalens yrkeskunskap och för bedömningar som inte alltid passar in i fördefinierade kategorier.

Exempel:

- En funktion där personalen kan ge kvalitativa reflektioner kring en boendes förändrade beteende, exempelvis "Anna har varit oroligare än vanligt vid läggdags" snarare än att endast fylla i "sömnproblem: Ja/Nej".

- Möjlighet att registrera insatser som inte var planerade men som ändå gjorts för att möta en individs behov, exempelvis "extra tid för samtal vid oro".

- Ett feedbacksystem där omsorgspersonalen kan föreslå förbättringar av dokumentationen baserat på sin egen erfarenhet.

Som ger värde tillbaka till personalen

Ett vanligt problem med digitala system är att personalen upp-

118

lever att de matar in information men aldrig får något tillbaka. Ett välutformat system bör istället fungera som ett verktyg som hjälper personalen i deras arbete.

Exempel:

- Dataanalys som kan hjälpa personalen att identifiera mönster, t.ex. om en äldre person ofta har svårigheter vid en viss tid på dagen, vilket kan ge indikationer på hur omsorgen kan anpassas.

- Påminnelser om viktiga observationer, t.ex. "Nils har haft dålig aptit tre dagar i rad – behöver uppmärksammas vid nästa måltid".

- Personanpassade förslag baserade på insamlad data, exempelvis "Förra veckan fungerade en promenad bra för att minska oron på kvällen, kanske värt att testa igen?

Omsorg kan inte styras som industriell produktion

Ett grundläggande problem är att systemen ofta bygger på en linjär och processbaserad logik som hämtats från industrin. I denna logik förväntas varje insats kunna planeras, dokumenteras och följas upp enligt en tydlig kedja från A till B. Men äldreomsorg är inte en mekanisk produktionslinje; den är en mänsklig verksamhet som präglas av föränderlighet, komplexitet och individuell variation.

Människor är oberäkneliga, och deras behov kan inte alltid förutspås eller pressas in i en förutbestämd struktur. En omsorgstagare kan ena dagen vara självständig och nästa dag behöva omfattande hjälp. För att hantera dessa ständiga förändringar krävs det en flexibel och situationsanpassad styrning, vilket går stick i stäv med systemens krav på standardisering och likriktning.

Digitalisering som förändrar omsorgens innehåll

Nuvarande digitaliseringsprocesser inom äldreomsorgen bidrar till en subtil men djupgående förändring av omsorgens innehåll. När mätbara hälso- och sjukvårdsinsatser prioriteras framför relationell och existentiell omsorg, riskerar vi att få en verksamhet där vårdpersonalens tid upptas av det som är lätt att rapportera snarare än det som faktiskt betyder något för den äldre. Systemet sätter ramen för vad som anses vara relevant arbete, och det som inte kan registreras förlorar i betydelse.

Detta skapar en klyfta mellan personalens professionella omdöme och systemets logik. Omsorg handlar om att se och möta individens behov i stunden, men dokumentationssystemen tillåter sällan denna form av dynamisk anpassning. Istället tvingas personalen prioritera det som är systematiskt definierat som viktigt – vilket ofta är det som kan kvantifieras.

Att bryta med det postindustrialistiska spöket

Vi har ett postindustrialistiskt spöke att tampas med: en övertro på att system och strukturer kan skapa ordning och förutsebarhet i en verksamhet som per definition är föränderlig och mänsklig.

Lösningen ligger inte i att förse äldreomsorgen med fler system, utan i att utveckla styrningsformer som förstår och respekterar omsorgens inneboende komplexitet. Det innebär att ge personalen större handlingsutrymme att använda sin kompetens, snarare än att binda upp dem i en processtyrning som bygger på falska förväntningar om ordning och kontroll.

Vi måste erkänna att ingen digital plattform kan ersätta mänsklig bedömningsförmåga och situationsanpassning. Verklig styrning handlar inte om att skapa fler rutor att fylla i, utan om att skapa förutsättningar för personalen att göra det de är bäst på – att ge omsorg på riktigt.

Bemanningsmodeller och kvottänk

Den moderna äldreomsorgen präglas av en postindustrialistisk logik där bemanning och resursfördelning hanteras som en industriell produktionsprocess snarare än en humanistisk verksamhet. Genom att tvinga in omsorgen i kvotsystem och bemanningsfrekvenser skapas en strukturell ordning som gör äldreomsorgen lättare att budgetera – men på bekostnad av dess egentliga syfte. Detta kvantitativa tillvägagångssätt bygger på att vi inte längre ser äldreomsorgen som en dynamisk och individcentrerad verksamhet, utan snarare som en institutionell drift där mått på personal per boende ersätter verkliga behovsanalyser.

Att bemanna utifrån kvotmodeller är en direkt konsekvens av det sätt vi lärt oss att organisera och förstå verksamheter inom välfärden. Det är en fortsättning på en byråkratisk, institutionsdriven logik som har sina rötter i den industriella eran, där effektivitet och standardisering var centrala ledord. På samma sätt som fabriker kalkylerar produktionsflöden och arbetsinsatser per enhet, beräknas bemanningen inom äldreomsorgen efter schabloner, där varje äldre representerar en statistisk enhet snarare än en unik person med varierande omsorgsbehov.

Genom att likna bemanningsmodeller vid fabrikens produktionsflöden blir det tydligt hur äldreomsorgen styrs av mekanismer som främst syftar till att skapa budgetmässig förutsägbarhet och standardisering, snarare än att säkerställa god vård och omsorg.

Den mest problematiska aspekten av detta kvotsystem är att det egentligen handlar om kvotering av tid per rum, snarare än per individ. När bemanningen bestäms utifrån schabloner blir omsorgen inte längre en dynamisk och behovsbaserad tjänst, utan snarare en administrativ konstruktion där varje boendeplats ges en fastställd resursfördelning oavsett den boendes faktiska behov. Detta innebär att omsorg inte längre handlar om att anpassa insatser efter människors individuella livssituationer, utan om att fördela en förutbestämd resursmassa över en fastställd yta.

Denna utveckling står i skarp kontrast till själva andemeningen med äldreomsorgen, som enligt lagstiftning och riktlinjer ska bygga på individuell behovsanpassning. Istället för att fråga "Hur mycket stöd behöver varje individ?" frågar systemet "Hur mycket tid kan vi fördela per plats?". Denna förskjutning gör att äldreomsorgen i praktiken riskerar att reduceras till en rationell resursfördelningsmodell snarare än ett humanistiskt system för livskvalitet och välbefinnande.

Problemet med att se kvotsystemet som en grundbemanningsfråga är att det låser fast organisationen i en falsk trygghet – en illusion av kontroll där man tror sig ha dimensionerat omsorgen tillräckligt, när det i själva verket saknas mekanismer för att justera insatserna i takt med att behoven förändras. Systemet prioriterar driften av institutionen framför individens rättigheter, vilket i sin tur leder till att resurser ofta fördelas på ett sätt som är ineffektivt ur ett omsorgsperspektiv – men logiskt ur ett budgetperspektiv.

I slutände är det inte kvoten i sig som är problemet, utan det faktum att den kvoterade bemanningen får styra omsorgens innehåll, snarare än att omsorgens innehåll får styra bemanningen. Så länge vi fortsätter att se äldreomsorgen som en fråga om drift av platser istället för en fråga om att möta individuella behov, kommer vi att fortsätta att reproducera en verksamhet som formellt sett är individcentrerad – men som i praktiken är strukturellt oförmögen att vara det.

En budgetmodell för institutioner, inte för individer

Den postindustrialistiska styrningslogiken inom äldreomsorgen manifesteras tydligt i hur bemanning fastställs och budgeteras. Istället för att utgå från individens behov och omsorgens kvalitativa dimensioner, räknas personalen i relation till antal platser på en institution snarare än i förhållande till de behoven på omsorg som personer som bor där är i behov av.

Omsorg reduceras till en kvantitativ beräkning

Varje bemanningsmodell bygger på en standardiserad tidssättning av arbetsuppgifter – från duschning och måltider till medicinering och dokumentation. Det sociala och existentiella innehållet i omsorgen får inget utrymme i dessa beräkningar, eftersom de inte går att kvantifiera på samma sätt som kroppsliga omvårdnadsmoment.

Institutioner prioriteras över individer

Budgeteringslogiken bygger på att omsorg hanteras som en kostnad för drift av en institution snarare än en investering i individens livskvalitet. I praktiken innebär det att bemanning optimeras för att hålla nere utgifter snarare än att säkerställa att varje äldre person får den omsorg som behövs för att leva ett värdigt liv.

Budgeten styr verksamhetens innehåll, snarare än omsorgens uppdrag

Kommunala budgetar är utformade för att hantera fasta kostnads-poster och återkommande utgifter. Bemanningskvoter är därför en effektiv styrningsmekanism, eftersom de skapar en förutsägbar kostnadsram. Men samtidigt innebär detta att äldreomsorgen for-mas utifrån vad som går att räkna och styra – inte utifrån vad de äldre faktiskt behöver.

När kvoten ersätter vårdbehov

I Äldrecentrums rapport om bemanning på demensboenden visar beräkningar att en bemanning på 1,1 helårstjänster per boende är nödvändig för att säkerställa en god vård och omsorg. Men denna beräkning speglar samtidigt just den postindustrialistiska kvoti-fieringen av omsorg – där personalens närvaro mäts i absoluta tal, snarare än i relation till de behov och situationer som faktiskt upp-står i vardagen.

Studier visar att även där bemanningsmåtten uppfylls, upple-ver personalen att de saknar förutsättningar att ge individuell om-sorg. En vanlig beskrivning i intervjumaterial är att omsorgsperso-nalen hamnar i ett "produktionsflöde" där varje moment är tidsatt och där möjligheten att anpassa arbetet efter de boendes önskemål begränsas av den schemalagda bemanningen

En omsorgsmodell bortom kvottänket

Om äldreomsorgen ska utvecklas bort från denna postindustrialistiska kvotlogik krävs en förändring i hur vi förstår och organiserar bemanning. Det innebär att vi måste:

Se äldreomsorg som en individbaserad tjänst.

Istället för att bemanna utifrån schabloner bör resurser fördelas baserat på individens faktiska behov, där en flexibel bemanningsmodell gör det möjligt att skala upp eller ned beroende på situation och omsorgsbehov.

Bygga mot social och existentiell omsorg

Bemanningskalkyler måste omfatta tid för samtal, närvaro och aktiviteter, inte bara de moment som går att räkna i antal minuter per arbetsuppgift.

Införa en "omsorgsbudget" snarare än en "institutionsbudget"

En möjlighet är att låta finansieringen av äldreomsorg följa individen snarare än institutionen, vilket skulle möjliggöra en mer behovsstyrd bemanning där det är den enskildes välmående som styr resursfördelningen, snarare än en standardiserad mall för hur många som ska arbeta vid en viss tidpunkt.

Använda alternativa modeller, såsom TEAM-modellen

Istället för en top-down-kvotering av personal kan omsorgen byggas kring lokala team där personalens arbetsfördelning styrs av vad de äldre behöver i stunden. Detta skapar en dynamisk bemanning där omsorgen anpassas till verkliga behov istället för att tvingas in i en förutbestämd bemanningsram.

En systematisk motsägelse

En av de mest grundläggande motsägelserna i dagens äldreomsorg är hur budgetar konstrueras. Å ena sidan har vi en Socialtjänstlag och Socialstyrelsens riktlinjer som tydligt betonar individens rätt till behovsprövade insatser, skräddarsydda utifrån den enskildes förutsättningar och livssituation. Å andra sidan har vi ett kommunalt budgetsystem som inte är anpassat för individuella variationer, utan istället bygger på generella kvoter och schablonmässiga bemanningsnormer. Detta skapar en strukturell obalans mellan hur äldreomsorgen formellt ska fungera och hur den i praktiken organiseras.

Det största felet i denna ekonomiska styrning är att budgeten inte beräknas utifrån hur mycket stöd en individ har blivit biståndsbeviljad, utan istället baseras på en fast kvot per boende eller brukare. Detta innebär att äldreomsorgen i många kommuner styrs av en slags förutbestämd baskvot som sätter ramen för hela verksamheten, snarare än att resurser fördelas utifrån de faktiska individuella behoven. Denna kvotifiering skapar flera problem:

Omsorgens progressivitet försvinner

Äldreomsorg ska i teorin vara anpassningsbar – en dynamisk tjänst som förändras i takt med individens behov. Men när resurser redan från början dimensioneras efter en kvot, snarare än efter en progressiv analys av de äldre som bor på ett boende eller har hemtjänst, tappar systemet sin flexibilitet. Det blir svårt att förstärka insatser när behoven ökar, eftersom budgeten är fixerad vid en tidigare beräkning av kvot.

Individens rättigheter urholkas

En grundprincip inom äldreomsorgen är att varje person ska få biståndsprövade insatser enligt sina specifika behov. Men när budgeten inte dimensioneras efter individen, utan efter en fastställd kvot, innebär det att de beviljade insatserna i praktiken underordnas den övergripande budgetramen. Det kan innebära att vissa beviljade insatser inte går att genomföra i den omfattning som beslutet säger, eftersom budgeten redan är uppbunden av ett kvotsystem.

Kommunerna låser sig vid kvoten som budgetens fundament

Det finns en viss förståelse för att kommuner måste utgå från en grundläggande beräkningsmodell. Men problemet är att denna grundbas ofta blir den enda faktorn som styr budgeten. Istället för att kontinuerligt anpassa budgeten efter de verkliga behoven hos äldre, blir den initialt fastställda kvoten ett slags stelbent ekonomisk norm. När kvoten väl är satt, används den som argument för att avvisa nödvändiga förändringar i bemanning och resurstilldelning – trots att verkligheten kan ha förändrats avsevärt sedan kvoten först beräknades.

Individuella tjänster kontra kollektiv budgetstyrning

Denna motsättning mellan individcentrerade rättigheter och kvotbaserad budgetering är en av de största strukturella utmaningarna inom svensk äldreomsorg. Socialstyrelsen och lagstiftningen fortsätter att argumentera för att äldre ska ha individuellt anpassade insatser, samtidigt som kommunerna i praktiken negligerar detta genom att styra verksamheten utifrån generella kvotmodeller.

Det är därför nödvändigt att bryta med föreställningen att kvotifiering och individuell behovsanpassning kan samexistera. Kvotsystem är till sin natur utformade för att skapa generella ramar, medan individanpassad omsorg per definition kräver en flexibel och dynamisk resursfördelning. Att försöka kombinera dessa två modeller är att bygga in en inneboende konflikt i systemet, där den kvantitativa logiken alltid tenderar att vinna över den kvalitativa.

Hur skulle en bättre budgeteringsmodell kunna se ut?

För att komma ifrån denna kvotstyrda äldreomsorg krävs en omfördelning av budgetansvaret, där resurserna istället allokeras utifrån varje enskild individs biståndsbeslut. Detta skulle kunna ske genom:

Individbaserad finansiering – där en större andel av omsorgsbudgeten följer den enskilde individen snarare än att fördelas på en schablonnivå för hela verksamheten.

Flexibla bemanningsmodeller – där budgeten tar höjd för variationer i behov över tid, snarare än att låsa fast en förutbestämd personalresurs som sedan förutsätts räcka för alla situationer.

Dynamiska resurstilldelningar – där kommunernas omsorgsbudget årligen omvärderas utifrån faktiska utvärderingar av behov, snarare än att baseras på historiska kvoter som riskerar att vara föråldrade.

Detta kräver dock en förändrad syn på hur äldreomsorg budgeteras. Så länge vi fortsätter att räkna personal per plats istället för personal per individ, kommer vi att fortsätta befinna oss i en motsägelsefull situation där äldreomsorgen formellt är individcentrerad men i praktiken styrs av institutionslogik.

Så länge vi inte utmanar grundantagandet att budget måste beräknas efter kvoter snarare än individer, kommer äldreomsorgen att vara fast i en struktur där ekonomin styr insatserna, istället för att insatserna styr ekonomin. Det är här den stora förändringen måste ske – vi måste gå från att räkna äldreomsorg som en kollektiv tjänst till att förstå den som en individuell rättighet, där resurserna dimensioneras utifrån individen och inte institutionen. Och så länge vi inte lyckas med detta, kommer vi att fortsätta att se äldreomsorgens kärnuppdrag urholkas – där existentiell och social omsorg inte får plats i kalkylerna, eftersom dessa inte kan kvantifieras inom de ramar som kvotsystemet dikterar.

En felriktad budgetlogik

Vi ser en tydlig paradox i hur äldreomsorgen organiseras. Å ena sidan finns en medvetenhet hos enhetschefer och undersköterskor om att omsorg handlar om mycket mer än grundläggande omvårdnad. Å andra sidan tvingas undersköterskor arbeta inom snäva ekonomiska ramar där omsorgsinsatser som inte är direkt budgeterade – såsom att sitta ner och samtala, ta en extra promenad med en äldre eller skapa en mer meningsfull vardag – blir något som personalen ändå försöker hinna med, trots att tiden inte finns avsatt för det. Detta leder till att många kommuner hamnar i underskott, eftersom omsorgens verklighet aldrig fullt ut återspeglas i budgetmodellerna.

Ett annat symtom på detta systemfel är den höga personalomsättningen inom äldreomsorgen. Enhetschefer, som ofta befinner sig i skärningspunkten mellan politikens krav och verksamhetens faktiska behov, upplever en ständig kamp för att få resurserna att räcka till. Många väljer att lämna sina tjänster, eftersom de ser hur omsorgens innehåll blir lidande när ekonomiska styrsystem prioriteras framför individuella behov. På samma sätt har undersköterskor en av de högsta sjukfrånvaron på arbetsmarknaden – ett tydligt tecken på att arbetsmiljön är ohållbar när bemanningen inte är dimensionerad för den omsorg personalen faktiskt vill och behöver arbeta med.

Detta speglar ett bredare systemproblem där kommunernas budgetering av äldreomsorg sker utifrån institutionella ramar snarare än individuella bedömningar. Vi kan alltså argumentera för att en stor del av äldreomsorgens underskott i själva verket beror på omsorgsgrundande insatser som inte syns i budgeten. Personalen gör sitt yttersta för att täcka upp för brister i systemet, men eftersom dessa insatser inte ingår i kvotberäkningarna, hamnar kommunerna i ett ständigt ekonomiskt eftersläp. Så länge äldreomsorgen fortsätter att dimensioneras utifrån generella bemanningsmodeller istället för individens faktiska behov, kommer underskotten att kvarstå och arbetsvillkoren att försämras.

Frågan vi därför måste ställa oss: Är det rimligt att äldreomsorgens budget byggs på fasta kvoter, när vi vet att behoven varierar och förändras över tid? Om vi accepterar att kvotsystemet skapar denna obalans, då står vi också inför ett nödvändigt paradigmskifte – där vi överger den postindustrialistiska logiken och istället formar en äldreomsorg som faktiskt utgår från de människor den är till för.

IBIC, en modell i konflikt med budgetlogik

I takt med att äldreomsorgen har blivit allt mer budgetstyrd har också modeller som IBIC (Individens Behov i Centrum) introducerats för att bättre synliggöra individens faktiska behov. På pappret verkar IBIC och ekonomisk styrning kunna gå hand i hand – en mer detaljerad bedömning av individens behov borde leda till en mer rättvis och effektiv resursfördelning. Men i praktiken visar sig IBIC vara svår att förena med det ekonomiska system som styr kommunal äldreomsorg.

Problemet ligger i hur ekonomisk styrning traditionellt hanterar tjänstesektorn. Till skillnad från varuproduktion, där varje enhet kan mätas i kostnad och effektivitet, är äldreomsorg en verksamhet där stora delar av det värdeskapande arbetet inte är enkelt kvantifierbart. Omsorg handlar inte bara om att ge hjälp med mat, hygien och medicinering – det handlar om tid, närvaro, dialog och sociala sammanhang, faktorer som inte kan brytas ner i standardiserade enheter.

Ändå bygger dagens ekonomiska modeller för äldreomsorg på schablonberäkningar, där insatser sätts i tid per moment. Ett besök kan tilldelas tio minuter, personlig hygien tjugo, promenader femton. Denna detaljstyrning skapar en illusion av produktivitet – verksamheten kan visa upp tydliga kalkyler för vad som utförs och vad det kostar. Men när omsorgens innehåll omvandlas till ekonomiska enheter, förloras samtidigt det som är mest avgörande: relationerna, anpassningsförmågan och det existentiella värdet av omsorgen.

När IBIC lanserades var tanken att skapa en mer individanpassad planering där omsorgsinsatserna utgår från den enskildes resurser och behov. Men för att IBIC ska kunna fungera krävs en dynamisk resursfördelning som anpassas efter varje individ – något som står i direkt motsättning till kommunernas fasta budgetramar. I praktiken innebär detta att IBIC i många kommuner blivit en administrativ process snarare än en reell förändring i arbetssättet. Bedömningar görs, men resursfördelningen påverkas i begränsad utsträckning.

Ekonomisk styrning som begränsning för individanpassning

Den stora utmaningen ligger i att kommunal ekonomi i hög grad styrs genom ramar och nyckeltal som inte är anpassade för en individbaserad modell som IBIC. Kommunernas äldreomsorg finansieras genom fasta budgetposter som ska täcka en viss mängd insatser – inte genom en dynamisk modell där insatserna styr budgeten.

Det innebär att även om IBIC visar att en individ har behov av mer tid och flexibla insatser, saknas det ofta ekonomiskt utrymme att faktiskt tillgodose detta. Istället tvingas verksamheten att fortsätta arbeta enligt de kvantifierade scheman och standardiserade insatsmodeller som redan finns på plats. Den ekonomiska styrningen prioriterar jämförbarhet och förutsägbarhet, vilket gör att en modell som IBIC – där behoven varierar och kräver flexibilitet – blir svår att implementera fullt ut.

IBIC som kostnadsdrivare eller resurseffektivisering?

En annan aspekt av problematiken är att kommunerna ofta ser IBIC som en potentiell kostnadsdrivare. Om varje individ får en noggrann behovsanalys kan det leda till krav på fler resurser och mer individanpassade lösningar – något som i budgetsammanhang ofta uppfattas som dyrare än schabloniserade insatser.

Men detta bygger på ett kortsiktigt ekonomiskt perspektiv. I själva verket skulle en korrekt implementerad IBIC kunna bidra till en mer effektiv resursfördelning. Genom att identifiera individens faktiska behov kan man undvika både under- och överinsatser. Istället för att alla får samma standardiserade hemtjänstpaket, skulle resurserna kunna riktas mer träffsäkert. Det kräver dock en förändrad syn på ekonomisk styrning – där omsorgens värde mäts i mer än bara minuter per insats och där kommunerna vågar avvika från strikt budgetkontroll till förmån för långsiktig resurseffektivitet.

Är kommunerna redo för IBIC på riktigt?

IBIC har potential att förändra äldreomsorgen, men inte så länge den enbart existerar som en administrativ process vid sidan av den ekonomiska verkligheten. För att modellen ska få verklig genomslagskraft krävs en förändring i hur äldreomsorgen finansieras och planeras. Kommunerna behöver erkänna att äldreomsorg inte kan detaljstyras på samma sätt som en produktionsverksamhet – att värdet av omsorg inte ligger i antalet utförda minuter, utan i individens upplevda trygghet och livskvalitet.

Frågan är om dagens ekonomiska styrning tillåter en sådan förändring – eller om IBIC kommer att förbli en modell i namn, men inte i metod.

Heltid som norm och inkonvertering

Rätten till heltid inom äldreomsorgen är en åtgärd med tydligt fördelaktiga ambitioner. Det handlar om att skapa ekonomisk trygghet för de anställda genom att möjliggöra för dem att arbeta heltid, snarare än att förlita sig på deltidsanställningar med osäkra ekonomiska förutsättningar. Detta är särskilt viktigt inom välfärdssektorn, där en stor andel av arbetskraften är kvinnor och där låga löner i kombination med deltidsanställningar kan leda till ekonomisk utsatthet både på kort och lång sikt.

Men trots att denna reform är förhandlad och implementerad på många håll, har kommunerna inte dimensionerat sina budgetar för att hantera dess konsekvenser. I praktiken innebär det att om en större andel av personalen inom en verksamhet väljer att gå upp i tid, skapas ett överskott av bemanning som inte får ekonomisk täckning. Den lösning som används är ofta att personalens utökade timmar placeras ut på andra avdelningar inom äldreomsorgen – ett försök att skapa intern balans genom schemaläggning snarare än genom reell budgetanpassning.

Ekonomisk obalans och strukturell underfinansiering

Detta skulle kunna vara en fungerande lösning om det fanns en långsiktig planering och en strukturell dimensionering av heltidsrätt inom äldreomsorgen. Men eftersom kommunernas äldreomsorgsbudgetar ofta är fastställda utifrån historiska bemanningsnivåer och schablonberäkningar, skapas en obalans. En enhet där många anställda går upp i arbetstid får i praktiken ett budgetunderskott, eftersom ökningen av personalkostnader inte motsvaras av en motsvarande ökning av ekonomiska resurser.

Detsamma gäller inkonverteringsreglerna, där vikarier som har arbetat en viss mängd timmar över en specificerad tidsperiod får rätt att erbjudas en fast tjänst. Detta är en grundläggande trygghetsåtgärd för att motverka osäkra anställningar och ge kontinuitet i arbetslivet. Men precis som med rätten till heltid är inkonverteringen inte något som kommunernas budgetar är rustade för.

I teorin borde inkonvertering inte innebära någon ekonomisk belastning – om en vikarie har behövts under en längre tid betyder det att det också funnits ett faktiskt behov av deras arbetskraft. Men eftersom dessa tjänster inte är planerade i budgeten, blir resultatet att verksamheten plötsligt står med personal som inte har täckning i de ekonomiska ramarna. Det finns ingen bank av medel att hämta från för att kompensera för inkonverterade tjänster, vilket leder till att förvaltningarna antingen måste skära ned på andra områden eller dras med ett strukturellt underskott.

Den tysta styrningen av personalbeslut

Som en konsekvens av detta uppstår en tyst ekonomisk styrning där första linjens chefer indirekt uppmanas att undvika att schemalägga vikarier som närmar sig inkonverteringsgränsen. Det blir en form av administrativ skuggstyrning där budgeten styr anställningsbesluten mer än verksamhetens faktiska behov.

Denna styrning sätter chefer i en problematisk position – å ena sidan behöver de vikarier för att verksamheten ska fungera, å andra sidan riskerar de att hamna i budgetmässiga svårigheter om för många vikarier inkonverteras. På pappret kan detta ge sken av att verksamheten inte hade något långsiktigt behov av dessa vikarier, men i verkligheten handlar det snarare om att ekonomiska strukturer tvingar fram en konstlad hantering av bemanningen.

Obalansen i budgetuppföljningen

Dessa strukturella problem blir särskilt tydliga vid årsrevisionen, där ett budgetunderskott i en verksamhet inte ses som en följd av otillräcklig finansiering, utan som en obalans i verksamheten. Istället för att underskottet direkt kompenseras genom en systematisk budgetjustering, används det ofta som ett argument för att dra åt utgifterna ytterligare. Det skapar en ond cirkel där äldreomsorgen ständigt balanserar på gränsen mellan faktisk personalstyrka och ekonomiskt utrymme.

Vid nästa budgetår kan det hända att en viss kompensation för utökning tilldelas, men denna är ofta reaktiv snarare än proaktiv. Kommunerna väntar in underskottet innan de gör justeringar, sna-

rare än att dimensionera budgeten i linje med faktiska personalbehov redan från början.

En strukturell obalans som måste adresseras

Problemet med heltid som norm och inkonvertering är inte en fråga om huruvida dessa åtgärder är rätt eller fel – båda är tydligt nödvändiga för att skapa en långsiktigt hållbar och rättvis arbetsmarknad inom äldreomsorgen. Problemet ligger i att kommunerna inte anpassar sina ekonomiska modeller för att dessa reformer ska kunna genomföras utan att skapa ekonomisk obalans.

Så länge äldreomsorgen fortsätter att finansieras utifrån statiska budgetmodeller och schabloner, snarare än en dynamisk dimensionering av resurser utifrån verkliga behov, kommer dessa problem att kvarstå. Kommunerna måste börja se rätten till heltid och inkonvertering som integrerade delar av sin bemanningsstrategi, och inte som oväntade kostnadsökningar. Annars riskerar vi att äldreomsorgen fortsätter att präglas av dolda styrningsmekanismer där ekonomin styr beslut på bekostnad av verksamhetens långsiktiga hållbarhet.

Vart tog äldreomsorgen vägen?

Frågan "Vart tog äldreomsorgen vägen?" är inte en retorisk fråga, utan en genuin undran som många människor som har arbetat inom äldreomsorgen ställer sig. Den bottnar i möten med undersköterskor, vårdbiträden, biståndshandläggare, enhetschefer och socialchefer – de som varje dag befinner sig mitt i den verklighet där äldreomsorgen inte längre är vad den en gång var. Det handlar om en förskjutning där omsorgens kärna gradvis har förlorats, där verksamheter har tvingats navigera mellan ekonomiska restriktioner, politiska beslut och organisatoriska förändringar som inte alltid har tagit hänsyn till den grundläggande frågan: Vad är äldreomsorg egentligen?

Under åren har vi i Sverige sett hur bemanning, ekonomi och yrkesidentitet har blivit slitna begrepp – ord som återkommer i debatter och strategidokument men som sällan omsätts i verkliga lösningar. Det har talats om nya arbetssätt, om modeller som IBIC och BPSD, om effektivisering och om att skapa hållbara arbetsvillkor, men alltför ofta har dessa initiativ stannat vid just ambitioner. Jag har mött personal som med en utmattad suck konstaterat att de inte längre har något förslag kvar att ge, eftersom varje tänkbar lösning redan har testats – och fallit platt när ekonomin fått sista ordet. Vi har hamnat i ett läge där stora visioner och tomma löften allt oftare ersätter verkliga förbättringar, och där goda exempel lyfts fram som alibin för att systemet i stort fungerar, trots att det i praktiken alltmer påminner om ett skepp som tar in vatten.

Det är denna problematik jag har velat belysa i den här boken. För äldreomsorgen har för länge sedan slutat vara en självklar del av vårt välfärdssystem. Istället har den blivit ett område där vi förväntas hantera omsorg som om den vore en produkt – något mätbart, en tjänst som kan levereras enligt fasta kvoter och budgetposter. Vi pratar om omsorg, men vi budgeterar för något helt annat. Vi erkänner att äldreomsorgen är i kris, men vi vägrar förändra de grundläggande strukturerna som driver den i fel riktning. Samtidigt bärs hela verksamheten upp av tusentals undersköterskor och vårdbiträden som, trots försämrade villkor, går till jobbet varje dag och gör sitt yttersta för att ge omsorg i en miljö som alltmer motarbetar dem. Deras arbete påverkas direkt av den osäkerhet och press som äldreomsorgen idag präglas av, och när deras röst tystas eller avfärdas som obekväm, mister vi den kunskap som borde ligga till grund för verklig förändring.

Jag har i denna bok diskuterat hur äldreomsorgen har förskjutits från omsorg till vård, hur ekonomiska ramar har tagit över verksamhetens innehåll och hur yrkescentrism har förändrat maktbalansen i organisationen. Jag har lyft hur bemanningen alltmer anpassas efter budget snarare än behov, hur undersköterskornas arbete osynliggörs i system som främst mäter medicinska insatser och hur vi har hamnat i en situation där vi inte längre verkar förstå vad omsorg faktiskt innebär. Det kan låta som upprepningar, och ibland är det just meningen – för vissa frågor måste upprepas tills de inte längre kan ignoreras. Det är en obekväm diskussion, både för politiken, för socialchefer och för de som styr äldreomsorgen på organisatorisk nivå. Men den är också smärtsam för dem som arbetar inom omsorgen. De som varje dag ser vad som inte fungerar men som gång på gång får höra att lösningarna ligger någon annanstans, i någon annan framtida reform, i någon annan effektiviseringsstrategi. Vi har en plikt att ta denna fråga på allvar, för om något verkligen kan bli en kris i vårt välfärdssystem, så är det den omsorg vi ger våra äldre. De som en gång byggde detta samhälle, de som genom sina livsverk och sina skatter möjliggjorde den välfärd vi idag tar del av. De förtjänar bättre. Och om vi inte lyckas finna en väg framåt, om vi inte inser att vi måste förändra vår attityd till äldreomsorgen i grunden, står vi inte bara inför en social kris – vi står inför en demokratisk kris.

144

I detta avslutande kapitel vill jag därför inte bara sammanfatta problemen utan också lyfta vad jag ser som lösningar. Det handlar inte om att vi saknar förmågan att förändra – vi måste förändra. Frågan är inte om vi har råd, utan om vi har råd att låta bli.

När siffrorna styr, försvinner omsorgen

Den kanske mest avgörande förändringen inom äldreomsorgen de senaste decennierna är hur ekonomin har kommit att bli den primära styrningsmekanismen, ofta på bekostnad av omsorgens innehåll. Äldreomsorgen har alltmer reducerats till en fråga om budgetramar, kostnadseffektivitet och ekonomiska restriktioner, där beslut inte längre utgår från vad som är bäst för de äldre, utan vad som är mest ekonomiskt hållbart enligt de riktlinjer och styrningsmodeller som implementerats. Detta har skapat en utveckling där omsorgens grundläggande syfte – att säkerställa en värdig och trygg tillvaro för äldre – i många fall har underminerats av krav på effektivisering, besparingar och standardisering av insatser.

Detta syns tydligt i hur äldreomsorgens ekonomiska styrning har förändrats över tid. Tidigare byggde omsorgen på en mer humanistisk modell, där resurser fördelades utifrån ett socialt ansvar och en förståelse för att äldreomsorg inte kunde mätas enbart i minuter, kvoter och budgetposter. Idag har denna syn ersatts av en ekonomistyrning som hämtar sin logik från industriell effektivisering och New Public Management (NPM), där omsorg blivit en produkt som ska levereras inom en förutbestämd kostnadsram. Kommunernas äldreomsorg finansieras genom kommunalskatten, men istället för att budgeten anpassas efter behoven, tvingas verksamheterna att anpassa sina insatser efter en redan fastställd budget – vilket innebär att resurserna ofta är otillräckliga redan från början.

Denna styrning påverkar verksamheten på flera nivåer. På ett strukturellt plan innebär det att äldreomsorgen alltmer betraktas som en ekonomisk belastning snarare än en nödvändig samhällsfunktion. Budgetar hanteras utifrån ett nollsummespel, där varje kostnadsökning måste motiveras och varje besparing ses som en framgång, oavsett vad den innebär i praktiken. När budgetar diskuteras i kommunfullmäktige eller bland beslutsfattare är det sällan omsorgens innehåll som står i centrum, utan snarare siffrorna – vad äldreomsorgen kostar snarare än vad den gör för de människor som är beroende av den. Detta leder till en situation där ekonomiska överväganden styr allt från bemanning till verksamhetens organisering, vilket i praktiken innebär att omsorgens kvalitet allt oftare får stå tillbaka för att uppnå de ekonomiska mål som satts upp.

En av de mest påtagliga konsekvenserna av denna ekonomiska styrning är hur den påverkar bemanningen inom äldreomsorgen. Istället för att utgå från de äldres behov, baseras bemanningsnivåerna på vad som är ekonomiskt genomförbart inom den givna budgetramen. Resultatet blir att äldreboenden och hemtjänsten i allt högre grad tvingas arbeta med en personalstyrka som är anpassad efter ekonomiska kalkyler snarare än faktiska behov. Detta skapar en arbetsmiljö där personalen konstant balanserar på gränsen till vad som är möjligt att utföra, och där stress, brist på återhämtning och otillräckliga resurser blir vardag. När ekonomin prioriteras över omsorgens kvalitet leder det också till att viktiga delar av omsorgen – såsom social samvaro, existentiellt stöd och tid för samtal – prioriteras bort till förmån för de mest basala vårdinsatserna, som medicinering och hygienrutiner. Omsorgens

146

bredare betydelse, där relationer, trygghet och mänsklig närvaro står i centrum, får inte plats i en ekonomisk modell som utgår från att äldreomsorg ska vara kostnadseffektiv snarare än behovsstyrd.

Det ekonomiska fokuset syns också tydligt i hur äldreomsorgen organiseras och planeras på ett mer teknokratiskt sätt än tidigare. LOV (Lagen om valfrihetssystem) har bidragit till att äldreomsorgen alltmer konkurrensutsätts, där privata aktörer och kommunala verksamheter förväntas tävla på samma villkor om att leverera äldreomsorgstjänster. Syftet var att skapa en effektivare och mer kvalitativ äldreomsorg genom konkurrens, men i praktiken har detta lett till att äldreomsorgen i många fall organiseras som en marknad där omsorg betraktas som en tjänst som ska levereras så kostnadseffektivt som möjligt. Detta har i sin tur förstärkt behovet av att standardisera och effektivisera verksamheten, vilket ytterligare cementerat det ekonomiska perspektivet som styrande.

Samtidigt innebär denna ekonomisering att själva begreppet omsorg urholkas. När omsorg ska kunna mätas, kvantifieras och budgeteras förlorar den sin existentiella och relationella dimension. De äldre blir alltmer betraktade som brukare i ett system snarare än individer med unika behov, och omsorgspersonalens arbete reduceras till att leverera förutbestämda insatser inom en snäv ekonomisk ram. Resultatet blir att äldreomsorgen blir mer av en vårdapparat än en verksamhet som faktiskt syftar till att skapa mening och livskvalitet för äldre människor.

Det ekonomiska styrningsparadigmet påverkar även personalens yrkesroll och arbetsvillkor. Undersköterskor och vårdbiträden, som utgör kärnan i äldreomsorgen, har allt mindre autonomi i sitt arbete och förväntas istället följa detaljerade scheman och riktlinjer som syftar till att säkerställa att arbetet utförs enligt budgetens krav. Detta skapar en känsla av maktlöshet och frustration bland personalen, som ser hur deras möjligheter att ge verklig omsorg begränsas av ekonomiska ramar och administrativa system. Många lämnar yrket på grund av dessa förutsättningar, vilket i sin tur förvärrar personalbristen och gör det ännu svårare att upprätthålla en omsorg av hög kvalitet.

En annan aspekt av den ekonomiska styrningen är hur digitalisering används som ett sätt att kontrollera och effektivisera verksamheten. Dokumentationssystem har blivit en central del av äldreomsorgens arbetsstruktur, där varje moment som utförs ska registreras och kvantifieras. På ytan kan detta verka som en naturlig utveckling för att säkerställa kvalitet och uppföljning, men i praktiken fungerar dessa system ofta mer som kontrollverktyg än som stöd för personalen. Den tid som personalen lägger på dokumentation är tid som tas från den direkta omsorgen, vilket ytterligare bidrar till att omsorgen blir mer av en administrativ process än en mänsklig relation.

I slutändan är den ekonomiska dominansen inom äldreomsorgen en konsekvens av en större samhällsutveckling där marknadslogik och effektiviseringskrav har fått en allt starkare roll i offentlig sektor. Men äldreomsorg kan aldrig fullt ut fungera enligt samma principer som industriell produktion eller tjänstesektorn. Omsorg handlar om människor, relationer och existentiella behov – faktorer som inte enkelt låter sig inordnas i budgetkalkyler och kostnadseffektiva modeller. Att fortsätta på denna väg innebär att vi gradvis förlorar omsorgens kärna, och att äldreomsorgen blir en institutionell apparat snarare än en plats där människor får den värdighet och trygghet de förtjänar.

Om vi vill återupprätta omsorgens roll i äldreomsorgen måste vi omvärdera hur vi ser på ekonomisk styrning inom verksamheten. Vi måste våga lyfta blicken från siffrorna och istället fråga oss vad äldreomsorg egentligen handlar om. Handlar den om att balansera budgetar och optimera kostnader, eller handlar den om att skapa ett samhälle där alla människor får möjlighet att åldras med värdighet och omsorg? Svaret på den frågan avgör hur framtidens äldreomsorg kommer att se ut – och i förlängningen hur vi själva kommer att bli bemötta när vi når den punkt i livet då vi behöver omsorg.

Förskjutningen från omsorg till vård

Den svenska äldreomsorgen befinner sig i en djupgående förändring, där dess ursprungliga syfte – att erbjuda omsorg, trygghet och livskvalitet – gradvis har ersatts av en mer vårdcentrerad logik. Denna förskjutning är inte en slumpmässig utveckling, utan en konsekvens av hur äldreomsorgen saknat egna organisationsmodeller och mätningsformer som bättre fångar omsorgens unika karaktär. Istället har den successivt anpassat sig efter sjukvårdens strukturer och system, trots att dess kärnuppdrag skiljer sig markant från sjukvårdens mål och metoder.

Äldreomsorgens förskjutning från omsorg till vård handlar om mycket mer än förändrade arbetsuppgifter. Det är en förändring som i grunden påverkar synen på vad äldreomsorg ska vara och hur den ska organiseras. Från att ha varit en verksamhet där individens sociala och existentiella behov stod i centrum, har omsorgen allt mer formats efter en logik där medicinska insatser, diagnoser och mätbara vårdresultat prioriteras. Denna utveckling har förstärkts av bristen på en tydlig och genomarbetad egen organisationsmodell för äldreomsorgen, vilket har lett till att den istället formats av vårdsektorns strukturer, trots att den lagmässigt och praktiskt ska vara något annat.

En viktig faktor i denna förskjutning är att äldreomsorgen saknar en egen etablerad mätmetodik för att beskriva och värdera omsorgens innehåll. Istället har äldreomsorgen fått anamma sjukvårdens sätt att kvantifiera och registrera insatser, trots att dessa modeller är utformade för en helt annan verksamhet. Inom sjukvården är det möjligt att mäta framsteg genom diagnostiska tester, behandlingsresultat och medicinska parametrar. Men äldreomsorg handlar inte om tillfrisknande eller behandling i traditionell mening. Omsorg handlar om livskvalitet, trygghet och existentiellt välbefinnande – faktorer som är svårare att mäta och som därför tenderar att hamna i skymundan i en verksamhet som styrs av vårdinspirerade kontrollsystem.

När äldreomsorgen saknar egna system för att definiera och mäta kvalitet på sina egna villkor, har den tvingats in i ett styrningsparadigm där den enbart kan legitimera sig genom vårdens strukturer. Det innebär att arbetsmoment som är lätta att kvantifiera – som läkemedelshantering, såromläggning och dokumentation av medicinska insatser – blir de som prioriteras, eftersom de kan mätas och därmed motiveras ekonomiskt och organisatoriskt. Samtidigt förlorar omsorgens mer mjuka värden – som samtal, relationsskapande och individanpassade insatser – sitt erkännande, eftersom det saknas system som synliggör och värdesätter dem på samma sätt.

En direkt konsekvens av denna utveckling är att undersköterskor och vårdbiträden, som historiskt har varit omsorgens kärna, allt mer pressas in i en roll där deras arbete främst handlar om att utföra delegerade vårduppgifter från sjuksköterskor och läkare. Det innebär att deras yrkesidentitet förändras, från att ha varit de som skapar trygghet och kontinuitet i de äldres vardag, till att bli en vårdpersonal med ansvar för medicinska moment och administrativa processer. Detta har även lett till att rekryteringen till äldreomsorgen har förändrats, där kommuner i allt högre grad väljer att rekrytera sjuksköterskor och annan vårdpersonal till ledningspositioner inom äldreomsorgen – trots att dessa yrkesgrupper saknar en traditionell bakgrund inom social omsorg. När omsorgen organiseras och styrs av medicinska perspektiv, förändras också verksamhetens prioriteringar och arbetssätt, vilket ytterligare förstärker den vårdcentrerade utvecklingen.

Denna förändring syns tydligt i de digitala dokumentationssystem som används inom äldreomsorgen idag. De är i stor utsträckning byggda utifrån vårdens logik, där insatser ska kunna registreras som distinkta åtgärder med tydliga start- och sluttider. Det innebär att personalen förväntas dokumentera exakt hur lång tid en dusch tar, hur många minuter som ägnas åt matning eller när ett läkemedel administreras. Däremot finns det sällan systematiska sätt att registrera den tid som går åt till att lugna en orolig äldre person, att sitta ner och lyssna på en livshistoria eller att skapa en trygg atmosfär genom social samvaro. Denna asymmetri i dokumentationen skapar en snedvriden bild av vad äldreomsorgen egentligen innehåller och leder i förlängningen till att omsorgens kärnvärden försvagas i styrningsmodeller och budgetfördelning.

Bristen på en egen organisationsmodell och mätningsform har även lett till en förskjutning i hur äldreomsorgens ekonomiska resurser fördelas. Eftersom omsorgens sociala dimensioner inte kan kvantifieras på samma sätt som medicinska insatser, är det svårt att argumentera för behovet av att stärka dessa delar när budgetramar ska sättas. Det innebär att politiska beslut om resurstilldelning ofta gynnar insatser som går att mätas – fler sjuksköterskor, fler medicinska behandlingar och mer kontroll över arbetsflödena – medan sociala aktiviteter, tid för individuella samtal och flexibla omsorgslösningar får stå tillbaka. Detta resulterar i en äldreomsorg där den äldres livssituation reduceras till en lista av vårdbehov, snarare än att omsorgen formas utifrån en helhetsförståelse av vad ett gott liv innebär.

Om äldreomsorgen ska kunna återta sitt egentliga syfte, behöver den frigöra sig från sjukvårdens dominans och utveckla en egen modell för hur omsorg ska organiseras, mätas och värderas. Det handlar inte om att förneka behovet av medicinsk kompetens inom äldreomsorgen, utan om att säkerställa att vård och omsorg får existera sida vid sida på sina egna villkor. En sådan modell skulle behöva inkludera nya sätt att dokumentera och följa upp omsorgens mer svårmätbara värden – såsom social interaktion, emotionellt stöd och meningsskapande aktiviteter. Det skulle kräva en förändrad styrning där kvalitet inte enbart definieras genom medicinska resultat, utan också genom de äldre personernas upplevda trygghet och livskvalitet.

Den nuvarande förskjutningen från omsorg till vård är inte en oundviklig utveckling, men om inget förändras kommer äldreomsorgen gradvis att förlora sin unika funktion och bli en förlängning av sjukvården. Det innebär att vi går mot en äldreomsorg där de äldres välbefinnande i första hand definieras av deras medicinska status, snarare än av hur de faktiskt upplever sin vardag. Ska vi återupprätta äldreomsorgen som en verksamhet där människors hela livssituation tas i beaktande, måste vi börja med att ge omsorgen en egen röst – genom att utveckla en organisationsmodell som inte bara speglar vårdens behov, utan som bejakar och synliggör omsorgens egen betydelse.

Undersköterska – ett missvisande begrepp?

Begreppet undersköterska har blivit en självklar del av vår vokabulär när vi talar om äldreomsorgen, men det kan vara värt att ifrågasätta om det verkligen speglar yrkets faktiska innehåll. Det är möjligt att själva benämningen leder tanken fel – att det genast skapar en association till vård snarare än omsorg, till medicinska insatser snarare än mänskliga relationer. Genom att betrakta yrket som en förlängning av vården snarare än en självständig profession med ett unikt uppdrag, riskerar vi att osynliggöra de aspekter av arbetet som inte handlar om medicin, behandling eller rent fysiska vårdinsatser.

Om vi betraktar äldreomsorgens uppdrag i sin helhet blir det tydligt att undersköterskans arbete ligger ibland mycket nära en socialkurators, en människokännares eller en livsguides uppgift förutom alla uppgifter som innebär rent medicinsk vårdroll. De som arbetar inom äldreomsorgen hanterar sjukdomar, ja, men de gör det utifrån en annan förståelse än den medicinska disciplinens strikta diagnoser och behandlingar. De möter människor i deras mest sårbara tillstånd, men inte enbart på ett kroppsligt plan. De möter ensamhet, existentiell ångest, förvirring, oro och en mängd andra emotionella och psykologiska tillstånd som sällan kan lösas med medicinering eller fysiska ingrepp. De hanterar dagligen svåra livsöden och komplexa sociala situationer där den äldre personens historia, relationer och personlighet spelar en avgörande roll för hur omsorgen ska utformas. Det är här som undersköterskans uppdrag borde förstås som relationellt, flexibelt och situationsbundet – tre nyckelord som fångar den yrkeskunskap som idag ofta hamnar i skuggan av vårdens mer tydligt definierade procedurer och rutiner.

Relationellt, därför att äldreomsorgens kvalitet i grunden bygger på en kontinuerlig relation mellan vårdpersonalen och den äldre. Omsorgen är inte en produkt som kan standardiseras eller levereras i färdiga paket; den formas av och genom de relationer som byggs upp över tid. En undersköterska lär känna den äldre, inte bara som en patient eller brukare, utan som en människa med ett levt liv, med vanor, rädslor, önskningar och behov som sträcker sig bortom de fysiska. Det relationella perspektivet gör att omsorgen blir mer än en serie uppgifter – den blir en form av mänsklig samvaro där trygghet och tillit är avgörande för hur den äldre upplever sin vardag.

Flexibelt, därför att ingen dag i äldreomsorgen är den andra lik. Människors behov förändras, deras hälsotillstånd skiftar, och vad som fungerar ena dagen kan vara helt otillräckligt nästa dag. En undersköterskas arbete kräver därför en anpassningsförmåga som går långt bortom medicinska rutiner. Det handlar om att förstå och läsa av situationer i realtid, att kunna anpassa sin approach beroende på individens dagsform, emotionella tillstånd och omgivande faktorer. Det innebär att en undersköterska ofta måste fatta beslut på egen hand, i stunden, baserat på sin erfarenhet och sin förståelse av den äldre personens behov – något som inte alltid låter sig fångas i vårdens standardiserade modeller och checklistor.

Situationsbundet, eftersom omsorgens kärna ligger i just de små, unika ögonblicken. Det handlar om att förstå vad en situation kräver – när en person behöver uppmuntran, när någon behöver få vara ifred, när en förändring i beteende signalerar något djupare än det som syns på ytan. Ofta är det undersköterskan som först märker när en äldre person börjar dra sig undan, när någon slutar äta, när en person uttrycker oro på ett subtilt sätt. Men eftersom äldreomsorgen idag alltmer styrs av medicinska prioriteringar, finns det inte alltid system för att lyfta och hantera denna typ av observationer. Det innebär att mycket av den kunskap som undersköterskor besitter riskerar att gå förlorad – inte för att den saknas, utan för att den inte erkänns som en lika viktig del av omsorgens arbete som de rent vårdmässiga insatserna.

Om vi ser på undersköterskans uppdrag genom dessa tre linser blir det tydligt att yrket behöver en ny förståelse och kanske också en ny benämning som bättre beskriver dess verkliga innehåll. Kanske borde titeln kompletteras med något som fångar den bredare omsorgsdimensionen – något som signalerar att det inte bara handlar om att assistera i vårduppgifter, utan också om att vara en vägledare, en stödperson och en relationsbyggare i de äldres liv. Det kan vara ett tillägg, en modifiering av titeln eller en helt ny yrkesbeteckning som bryter med den vårdcentrerade associationen och tydligare markerar att äldreomsorgen handlar om mer än att leverera vårdtjänster.

Det är möjligt att den största utmaningen med en sådan förändring ligger i att äldreomsorgen i sig saknar en tydlig organisatorisk grund som erkänner denna bredare yrkesroll. Om yrket definieras på ett sätt som prioriterar medicinska insatser, kommer det också att organiseras utifrån dessa kriterier. För att kunna lyfta fram omsorgens fulla spektrum behöver vi en annan modell för hur vi ser på och värderar äldreomsorgens arbete. Kanske skulle en ny yrkesbeteckning kunna fungera som en signal om att vi måste förändra hur vi organiserar äldreomsorgen i stort – att vi måste skapa en struktur där omsorgens relationella, flexibla och situationsbundna karaktär inte bara erkänns, utan också ges en central roll i hur verksamheten styrs och mäts. Att ifrågasätta begreppet undersköterska är därför inte bara en språklig fråga, utan en djupare diskussion om hur vi ser på äldreomsorgens framtid. Ska vi fortsätta att låta den formas av vårdens logik, eller ska vi ge den en egen identitet som bättre speglar dess verkliga uppdrag? Ett nytt namn skulle kunna vara ett första steg mot en större förändring – en förändring där vi inte bara erkänner den kunskap och kompetens som omsorgspersonalen besitter, utan också bygger en äldreomsorg som utgår från deras faktiska arbete snarare än från de mallar och modeller som sjukvården har försett oss med.

Bemanningsmodeller och kvotering

Bemanningen inom äldreomsorgen har under lång tid varit föremål för diskussioner, men sällan ur ett perspektiv som utgår från omsorgens verkliga innehåll. Istället har bemanningsmodeller alltmer formats av ekonomiska beräkningar och kvoteringssystem som bestämmer hur många anställda som behövs i förhållande till antalet rum på en avdelning. Dessa modeller är ofta framtagna för att optimera kostnadseffektiviteten snarare än att säkerställa att omsorgen kan bedrivas med kvalitet och värdighet. När omsorgens struktur formas utifrån ett matematiskt perspektiv snarare än utifrån de behov som faktiskt finns, uppstår en grundläggande konflikt mellan vad äldreomsorgen borde vara och vad den i praktiken tillåts vara.

Det är tydligt att denna kvotering av omsorgen har skapat en situation där personalstyrkan aldrig riktigt matchar de uppgifter som ska utföras. Istället för att utgå från individuella behov beräknas bemanningen på ett generellt sätt, där varje anställd förväntas hantera ett visst antal brukare baserat på en fastställd norm, oavsett de variationer som finns i de äldres hälsotillstånd, sociala behov och kognitiva förmåga. Konsekvensen av detta är att omsorgen standardiseras och att de unika förutsättningarna hos varje individ försvinner i statistiken. Ett äldreboende där en stor andel av de boende har avancerade demenssjukdomar får samma grundbemanning som ett där de flesta är relativt självständiga. En hemtjänstgrupp som hanterar brukare med omfattande omvård-nadsbehov måste förhålla sig till samma tidsramar och rutiner som en där de flesta endast behöver enklare stödinsatser. På papperet kan det se ut som en rättvis och logisk fördelning, men i verklig-heten skapar det en obalans där vissa äldre inte får den omsorg de behöver, och där personalen konstant arbetar under en press som inte tar hänsyn till de faktiska utmaningarna i deras arbete.

En av de mest problematiska aspekterna av detta system är hur kvoteringen påverkar omsorgens innehåll. Genom att beman-ningsmodeller baseras på antalet platser på en avdelning snarare än på människors individuella behov, prioriteras det som kan mä-tas och tidsättas på ett kvantitativt sätt. Personliga samtal, socialt stöd och andra existentiella aspekter av omsorgen får stå tillbaka till förmån för de uppgifter som kan prickas av i dokumentations-systemet. Det innebär att äldreomsorgen reduceras till en logisti-kapparat, där personalens arbete blir en fråga om att hinna med en viss mängd uppgifter inom en given tidsram snarare än att faktiskt möta de äldres behov på ett meningsfullt sätt.

Detta kvotbaserade synsätt på bemanning och omsorgsbehov har också konsekvenser för personalens arbetsmiljö och välmåen-de. När arbetsbelastningen konstant är hög och när möjligheten att anpassa arbetet efter de äldres individuella behov är begränsad, leder det till en känsla av otillräcklighet och stress. Undersköter-skor och vårdbiträden vittnar ofta om hur de känner sig tvingade att kompromissa med den omsorg de vill ge, eftersom tiden inte räcker till. Det är inte ovanligt att personalen måste välja mellan att hinna ge en person den tid de egentligen behöver, eller att hålla sig till schemat för att inte halka efter och riskera att andra brukare får vänta ännu längre. Detta skapar en arbetskultur där stressen blir en konstant närvaro, där medarbetarna tvingas arbeta på gränsen till vad som är möjligt, och där sjukfrånvaro och personalomsättning ökar som en direkt konsekvens av en ohållbar arbetsmiljö.

När bemanningsmodeller och kvotering dominerar äldreomsorgen blir det också svårare att argumentera för behovet av förändring. Systemen som styr verksamheten bygger på siffror och statistik, och när beslutsfattare utvärderar äldreomsorgens effektivitet görs det ofta utifrån dessa parametrar. Om en verksamhet lyckas hålla sig inom budget och om den uppfyller sina produktionsmål enligt de uppsatta kvoterna, betraktas den ofta som framgångsrik – oavsett hur personalen upplever sin arbetssituation och oavsett om de äldre faktiskt får den omsorg de behöver. Detta skapar en paradox där äldreomsorgen på papperet kan se ut att fungera väl, samtidigt som den i praktiken präglas av stress, otillräckliga resurser och en omsorg som allt oftare reduceras till ett minimum.

Problemet med kvoteringen handlar i grunden om att den bygger på en felaktig utgångspunkt – att omsorg är något som kan standardiseras och beräknas på samma sätt som andra offentliga tjänster. Men omsorg är inte en produkt som kan delas upp i exakta tidsenheter och levereras enligt en fastställd mall. Omsorg är något levande, situationsbundet och relationellt. Den tid som krävs för att hjälpa en äldre person att känna sig trygg och bekräftad kan variera kraftigt från en dag till en annan. Vissa dagar kanske det bara behövs några minuters bekräftelse, andra dagar kanske det behövs en halvtimme av samtal och närvaro för att den äldre ska känna sig trygg. När bemanningen beräknas utifrån fasta kvoter, finns ingen flexibilitet för dessa variationer, vilket leder till att omsorgen blir fragmenterad och otillräcklig.

Det är också här som äldreomsorgens grundläggande problem blir tydligt: vi har inte en bemanningsmodell som utgår från vad äldreomsorg faktiskt är, utan en som är anpassad efter en ekonomisk verklighet där resurserna alltid är otillräckliga. Vi har byggt system som prioriterar effektivitet framför kvalitet och där personalen hela tiden tvingas arbeta utifrån restriktioner snarare än möjligheter. Resultatet blir att omsorgen urholkas, att de äldre får mindre av den mänskliga närvaro de behöver och att personalen successivt slits ut av en arbetsmiljö som inte tar hänsyn till vad deras arbete faktiskt innebär.

Om vi vill förändra detta måste vi börja med att ifrågasätta själva grunden för hur vi bemannar äldreomsorgen. Vi måste våga släppa den kvoterade synen på personal och istället utveckla modeller som utgår från de faktiska behov som finns. Det handlar om att skapa system där omsorgens kvalitativa aspekter väger lika tungt som de kvantitativa, där personalen ges utrymme att faktiskt möta de äldre på deras villkor och där arbetet organiseras på ett sätt som gör det möjligt att ge den omsorg som äldre människor faktiskt behöver – inte bara den som kan räknas i minuter och budgetposter.

Den verkliga frågan vi måste ställa oss är: vill vi ha en äldreomsorg som styrs av siffror, eller en äldreomsorg som styrs av omsorgens verkliga innebörd? Svaret på den frågan avgör hur vi ser på våra äldre, och i förlängningen hur vi själva kommer att bli bemötta den dag vi behöver omsorg.

Existentiell omsorg marginaliseras

Äldreomsorgen har alltid varit en fråga om mer än bara fysisk vård och praktisk omvårdnad. Den har handlat om att skapa trygghet, bekräftelse och livskvalitet för äldre människor i deras sista levnadsår. Trots detta har vi sett en gradvis marginalisering av den existentiella omsorgen, där de mjuka, relationella och emotionella aspekterna av omsorg alltmer trängts undan av administrativa krav, ekonomiska ramar och en vårdcentrerad organisering. De små stunderna av närvaro, de samtal som ger mening, de ögonblick där en äldre person känner sig sedd och förstådd – dessa har allt oftare blivit det första som försvinner i en äldreomsorg som styrs av effektivitet och budgetstyrning snarare än av omsorgens grundläggande uppdrag.

Den existentiella omsorgen har kommit att betraktas som något sekundärt, något som får prioriteras om tid finns, snarare än en naturlig och nödvändig del av arbetet. Detta är en direkt följd av hur vi har börjat organisera äldreomsorgen enligt en modell där mätbarhet och kvantifiering styr verksamheten. Det som kan registreras och tidssätts blir det som prioriteras, medan det som är svårare att mäta – mänsklig närhet, samtal, bekräftelse, emotionellt stöd – hamnar i skymundan. Det har skapat en paradox där vi i teorin erkänner vikten av existentiell omsorg, men i praktiken saknar de strukturer och resurser som krävs för att den ska kunna ges på ett naturligt och hållbart sätt.

Detta har lett till en situation där personalen i äldreomsorgen ständigt brottas med en känsla av otillräcklighet. Undersköterskor och vårdbiträden vet att deras arbete handlar om mer än bara medicinering och hygieniska insatser, men de har sällan utrymme att ge den omsorg de vet att de äldre behöver. De ser hur en äldre person sitter ensam i ett rum, hur någon upprepade gånger frågar efter sin bortgångna make, hur en annan behöver tid för att bearbeta sina känslor kring döden – men de ser också klockan, schemat och de uppgifter som måste hinnas med innan arbetspasset är slut. Den existentiella omsorgen blir därmed en outtalad brist i verksamheten, något som både de äldre och personalen är smärtsamt medvetna om, men som sällan lyfts eftersom det inte passar in i den produktionslogik som äldreomsorgen har inordnats i. Denna marginalisering av omsorgens existentiella dimension är inte bara en fråga om arbetsvillkor eller organisatoriska strukturer. Det är en djupare värderingsfråga, en spegling av hur vi ser på ålderdom och vad vi anser vara viktigt i livets slutskede. Det faktum att vi har accepterat en äldreomsorg där de mest grundläggande mänskliga behoven av närhet, samhörighet och mening ofta får stå tillbaka för mer mätbara insatser, visar att vi har tappat bort något fundamentalt i vår syn på äldre människor. Vi har skapat en struktur där omsorg i dess verkliga mening – den som sträcker sig bortom det fysiska och berör människans inre liv – inte längre har en självklar plats.

Om vi vill förändra detta måste vi börja med att återge den existentiella omsorgen dess rättmätiga roll i äldreomsorgen. Det innebär att vi måste erkänna att omsorg är mer än bara en praktisk funktion, att den handlar om hela människan och inte enbart hennes kroppsliga behov. Det innebär också att vi måste skapa en äldreomsorg där det finns utrymme för personalen att faktiskt utöva den omsorg de är utbildade för och som de innerst inne vet är nödvändig. Vi kan inte fortsätta att förvänta oss att undersköterskor och vårdbiträden ska ge existentiell omsorg på "lediga stunder" eller som "guldkant"– vi måste organisera verksamheten på ett sätt som gör detta till en självklar del av deras arbete.

Ett första steg skulle vara att förändra sättet vi mäter och följer upp kvalitet i äldreomsorgen. Istället för att enbart fokusera på kvantitativa parametrar – som antal insatser, tidsåtgång och medicinsk status – behöver vi utveckla system som även synliggör de mer svårmätbara aspekterna av omsorg. Hur ofta får en äldre människa ett meningsfullt samtal? Hur upplever de äldre sin livskvalitet? Hur trygg känner de sig i sin boendemiljö? Det är dessa frågor som borde ligga till grund för hur vi utvärderar och organiserar äldreomsorgen, snarare än enbart de administrativa och ekonomiska måtten.

Ett annat viktigt steg är att förändra personalens arbetsvillkor och bemanningsmodeller. Vi vet att när personalen är pressad och stressad blir det de existentiella aspekterna av omsorgen som får stryka på foten först. Därför måste vi skapa en organisation där det finns tid och utrymme för att faktiskt möta de äldres behov på deras villkor. Det kan innebära att vi ser över bemanningen, att vi skapar nya roller inom äldreomsorgen som specifikt fokuserar på existentiellt stöd, eller att vi ger undersköterskor större autonomi att själva avgöra hur deras arbete ska struktureras.

Slutligen handlar det också om att förändra den övergripande attityden till äldreomsorg i samhället. Vi måste våga ifrågasätta varför vi har accepterat en utveckling där äldre människor får mindre av det som gör livet meningsfullt, samtidigt som vi investerar enorma resurser i andra områden. Om vi ser omsorg som en grundläggande del av ett värdigt samhälle, då måste vi också vara beredda att prioritera den på samma nivå som vi prioriterar andra välfärdsområden.

Det är här vi står idag: antingen fortsätter vi att marginalisera den existentiella omsorgen, att betrakta den som en lyx snarare än en nödvändighet, eller så gör vi en medveten förändring och åter integrerar den i äldreomsorgens kärna. För i slutändan handlar detta inte bara om äldreomsorgen i sig – det handlar om vilka vi vill vara som samhälle. Hur vi behandlar våra äldre speglar våra värderingar, och om vi accepterar att de existentiella aspekterna av omsorg är oviktiga, vad säger det då om hur vi ser på livet i stort? Framtiden för äldreomsorgen avgörs av de val vi gör idag, och det är upp till oss att välja en väg där omsorgen åter blir det den var tänkt att vara – en verksamhet som sätter människan, i hela hennes komplexitet, i centrum.

Behovet av en nystart

Äldreomsorgen i Sverige befinner sig vid ett vägskäl. Vi kan antingen fortsätta lappa och laga ett system som redan har sprickor i grunden, eller så kan vi ta ett steg tillbaka och erkänna det uppenbara: vi behöver en total omdaning, både strukturellt och konceptionellt, av vad vi menar med äldreomsorg. Vi kan inte längre acceptera att äldreomsorgen reduceras till en verksamhet där budgetdisciplin väger tyngre än människovärde, där omsorgschefer tvingas välja mellan pest och kolera och där undersköterskor och vårdbiträden varje dag går till jobbet med en gnagande oro över att inte kunna ge den omsorg de vet att de äldre behöver. Att det ekonomiska trycket är påtagligt vet vi, men det kan inte fortsätta vara en konstant magvärk i personalens vardag, där varje omsorgshandling blir en förhandling med resurser som inte existerar.

Det vi ser idag är inte bara en resursbrist utan ett systemfel. Vi har byggt en äldreomsorg på förutsättningar som inte längre är relevanta, och vi har accepterat att anpassa oss till en ekonomisk logik som aldrig var utformad för att ta hand om människor. Äldreomsorgen har blivit en verksamhet som organiseras utifrån besparingar snarare än behov, där den existentiella omsorgen förpassas till en lyx snarare än en självklarhet, och där de som arbetar närmast de äldre allt oftare känner sig maktlösa inför de beslut som fattas ovanför deras huvuden.

Om vi på allvar ska förändra äldreomsorgen måste vi börja där det gör som mest ont – i dess ekonomiska grundvalar. Vi måste sluta låtsas att omsorg kan levereras i form av standardiserade tjänster där varje moment kan prissättas och kvantifieras. Vi måste inse att äldreomsorg inte är en produkt, utan en samhällelig grundfunktion, lika viktig som utbildning eller sjukvård, och därför måste den finansieras på ett sätt som speglar dess verkliga värde. Det går inte längre att skapa budgetar som är så rakitiska att självsvält skulle vara en mild överdrift. En ekonomisk strategi som tvingar fram beslut där ingen lösning är god nog, där omsorgschefer konstant balanserar mellan otillräckliga alternativ, kan aldrig skapa en äldreomsorg värdig ett demokratiskt och jämlikt samhälle.

Men det handlar inte bara om ekonomi. Det handlar om hur vi organiserar och definierar äldreomsorgen i grunden. Vi behöver skapa en verksamhet som inte bara hanterar människor fram till den dag de flyttar in på ett särskilt boende, utan en äldreomsorg som sträcker sig över hela livet. Vi har i åratal accepterat en syn där äldreomsorgen i bästa fall fungerar fram till dess att en person inte längre kan leva självständigt – därefter förväntas de äldre nöja sig med en existens där livets värde successivt urholkas. Det måste vi förändra. Människor ska leva hela livet, inte bara fram till en viss punkt där samhället bestämmer att deras rätt till ett meningsfullt liv upphör. Vi måste skapa en omsorg där äldre inte bara förvaras, utan där deras liv och behov respekteras, oavsett kognitiv svikt eller fysiska begränsningar.

Ett av de mest akuta behoven vi står inför är att skapa en äldreomsorg som är anpassad efter de personer som faktiskt behöver den. Människor med kognitiv svikt och demenssjukdomar kan inte behandlas med samma metoder och bemanningsmodeller som andra äldre. Det krävs en omsorg som bygger på rätt metoder, på en förståelse av hur dessa sjukdomar påverkar individen och på en insikt i att omsorg måste formas efter människan – inte tvärtom. Men istället för att satsa på att utveckla rätt kompetens och metodik, ser vi en äldreomsorg där personalen får för lite utbildning, för lite tid och för lite stöd för att kunna ge den omsorg de äldre har rätt till. Det är en brist som inte bara drabbar de äldre, utan också personalen, som ofta tvingas arbeta i en vardag där de saknar rätt verktyg för att hantera de situationer de ställs inför.

Vi måste våga lyfta blicken och omdefiniera vad äldreomsorg faktiskt ska vara. Diskussionen om framtidens äldreomsorg kan inte begränsas till ekonomiska kalkyler eller organisatoriska teknikaliteter – den måste bottna i de grundläggande värden som omsluter vårt samhälle. Ett samhälle som inte tar hand om sina äldre förlorar en del av sin själ. Om vi avviker från våra demokratiska och jämlika värderingar när det gäller äldreomsorgen, då riskerar vi inte bara att urholka äldreomsorgen – vi riskerar att undergräva hela samhällets viktigaste grundvalar.

Det är här nystarten måste börja. Vi kan inte längre acceptera att äldreomsorgen drivs på premisser som aldrig kan fungera. Vi kan inte fortsätta att hoppas på att små reformer eller marginella förändringar ska lösa problemet. Det krävs en omdaning som tar itu med äldreomsorgen i grunden, som förändrar dess finansiering, dess struktur och dess värderingar. Det finns många goda krafter där ute – undersköterskor, vårdbiträden, enhetschefer och andra professionella som förstår vad som behövs. De vet att en god äldreomsorg aldrig kan byggas på enbart budgetposter och ekonomiska beräkningar. De vet att det handlar om relationer, om livskvalitet, om närvaro och respekt. Och det är deras kunskap vi måste lyfta fram om vi på allvar vill skapa en äldreomsorg som fungerar.

Frågan vi måste ställa oss är: vad vill vi att äldreomsorgen ska vara? Vill vi ha en verksamhet där vi pratar om omsorg men i praktiken levererar något helt annat? Eller vill vi ha en äldreomsorg där människor faktiskt får den omsorg de har rätt till? Svaret borde vara självklart. Det är du det är dags att agera. Inte när du själv har blivit gammal.

Referenslitteratur

Bergman, Ann. **Att leda inom äldreomsorgen** : [en litteraturge-
nomgång av enhetschefers organisatoriska
sammanhang och arbetsvillkor]. Karlstads
universitet. Avdelningen för arbetsveten-
skap (utgivare) ISBN 9789170632297.
2009.

Blanchard, Ken. John P. Carlos, Alan Randolph. **Empower-
ment takes more than a minute.** Second
Edition. ISBN 978-1-60509-339-0, digital
edition. Berrett-Koehler Publishers, Inc.
2009.

Beauvoir, S. de. **The Coming of Age** (P. O'Brian, Trans.). New
York: G. P. Putnam's Sons. 1972.

Brytting, Tomas, (redaktör/utgivare). **Kvalitet i äldreomsorgen**:
berättelser om omsorgskonst / Tomas Bryt-
ting (red.). ISBN 9789144141992. 2011.

Clark, David (2018). **Cicely Saunders**: A Life and Legacy. Oxford
University Press. ISBN 978-0-19-063793-4.

Dew, John R. **Empowerment and democracy in the workpla-
ce** : applying adult education theory and
practice for cultivating empowerment.
ISBN 1-5672O-094-X. Library of Congress
Cataloging-in-Publication Data. 1997.

Edebalk, Per Gunnar. **Äldreomsorgen – en aktuell historia.**
Studentlitteratur. ISBN: 978-91-4416-093-1

Forsell, Minna och Monika Forsman. **Kulturkrockar i äldre-omsorgen.** Stockholm. Gothia fortbild-ning, ISBN 9789177411369. 2019

Häggström, Jannika. **Som får ditt hjärta att sjunga** : en bok om det vackra, det sköna, det sanna och det roliga på en demensavdelning nära dig. Publicerad: Hässelby : Jannika Häggström ; 2015. ISBN 9789163773914. 2015.

Newton, Paul. **Leaderships Models:** *leaderships skills.* ISBN 978-87-403-1269-0. Ditigal Edition BookBoon. com. 2016.

Pennbrant, Sandra & Margareta Karlsson. **Välbefinnande och värdighet för äldre människor.** Utifrån Erikssons caritativa teori. Högskolan Väst Institutionen för hälsovetenskap (utgivare). Publicerad: Trollhättan : Högskolan Väst, 2020.

Pérez Cortés, Ramón. **Att gå brevä :** *en studie om vårbiträdenas äldreomsorg.* Dalarnas forskningsråd (utgi-vare). ISBN 9188790835. Dalarnas forsk-ningsråd, 2000.

Pérez Cortés, Ramón. **TEAM - en organisationsmodell för äldreomsorgen.** Publicerad: Books on Demand.ISBN 9789180973656. 2024

Phillips, Judith. Kristine Ajrouch, Sarah Hilcoat-Nallétamby. **Key Concepts in Social Gerontology.** ISBN 978-1-4129-2271-5. SAGE Publications Inc. 2010.

Rowles, Graham D. PhD. Nancy E. Schoenberg, PhD. Edito-rs. **Qualitativ Gerontology,** *A Contemporary Perspective.* ISBN 0-8261-1335-4. Springer

Publishing Company, Inc. 2002.

Saunders, Cicely M. **Living with dying** : a guide to palliative care / Cicely Saunders, Mary Baines, and Robert Dunlop. ISBN 0192625144. Oxford University Press, 1995.

Schein Edgar H. **Organizational Culture and Leadership.** ISBN

SOU 2019:43. **Med tillit följer bättre resultat** – *tillitsbaserad styrning och ledning i staten.* ISBN 978-91-38-24970-3. Statens Offentliga Utredningar. 2019.

SOU 2018:47. **Med tillit växer handlingsutrymmet** – *tillitsbaserad styrning och ledning av välfärdssektorn.* ISBN 978-91-38-24819-5. Statens Offentliga Utredningar. 2018. 9781119212058 (epub). 2017.

Strang , Peter. **Existentiella frågor hos äldre**: en introduktion. Vårdförlaget. ISBN 9789187345210. 2021.

Taylor, Steven S. **Leadership craft, leadership art.** ISBN 978-1-137-01278-4 (eBook). St. Martin's Press LLC, Macmillan Publishers

Wånell, Sven Erik Barbro Trygg. **LÄMPLIG BEMANNING** – i boende särskilt avsett för personer med demenssjukdom. Äldrecentrum 2010:10 ISSN 1401-5129

Om författaren

Ramón Pérez Cortés är socialantropolog, konsult och utredare med över trettio års erfarenhet inom äldreomsorgen. Han har arbetat på golvet, i ledningsfunktioner och som rådgivare åt kommuner, alltid med ett starkt engagemang för de äldre, personalens villkor och en omsorg grundad i människans behov – inte systemets logik.

Som organisationsutvecklare har han utvecklat TEAM-modellen, en tillit- och empowermentbaserad arbetsmetod som stärker undersköterskors och vårdbiträdens professionella ställning. Ramóns arbete utmanar rådande bemanningsmodeller och yrkescentriska strukturer, och öppnar upp för en äldreomsorg där människan – inte kalkylen – står i centrum.

Vid sidan av sitt konsultarbete skriver Ramón om social rättvisa, demokrati och omsorgens existentiella dimensioner. Vart tog äldreomsorgen vägen? är hans uppgörelse med ett system i förskjutning – men också ett visionärt försvarstal för ett samhälle som inte får glömma sina äldre.